研修医に役立つ

臨床薬理の実際

編集

自治医科大学臨床薬理学教授
藤村昭夫

自治医科大学薬理学教授
今井 正

CLINICAL TEXTBOOK
OF
PHARMACOLOGY

永井書店

■執筆者一覧

■編集

藤村昭夫　（自治医科大学臨床薬理学教授）

今井　正　（自治医科大学副学長・薬理学教授）

■著者（執筆順）

今井　正　（自治医科大学副学長・薬理学教授）

杉本孝一　（自治医科大学臨床薬理学助教授）

鶴岡秀一　（自治医科大学臨床薬理学講師）

藤村昭夫　（自治医科大学臨床薬理学教授）

大森正規　（自治医科大学臨床薬理学）

大島康雄　（自治医科大学臨床薬理学）

名郷直樹　（作手村国民健康保険診療所長）

■ 序　文

　近年のライフサイエンスのめざましい進歩に伴い、新しい医薬品が次々と臨床の場で用いられるようになった。その結果、疾患の治療における薬物療法の占める割合は非常に高くなり、治療の成否はまさに薬の正しい使い方如何によるといっても過言ではなくなってきた。臨床薬理学はこの「薬の正しい使い方」を学ぶために欧米を中心に発達してきた領域であるが、残念なことにわが国では臨床薬理学の卒前教育は十分ではなく、「薬の正しい使い方」の基礎を知らずに医学部を卒業する学生がほとんどである。

　このような現状を踏まえて、本書は卒後2～3年の若手医師を対象にして「薬の正しい使い方」の基礎を習得するために書かれたものである。第1～2章で薬理学の基本事項を、第3～12章で臨床に即した各テーマをまとめた。読者の必要性に応じてどの章から読み始めても理解することができるように書いたつもりである。

　本書が「薬の正しい使い方」を習得するためのテキストとして活用され、薬の適正使用に少しでも役立てば著者にとって幸いである。

　最後に本書の出版にあたり御尽力頂いた永井書店　高山静氏に厚く御礼申し上げます。

　2003年1月吉日

藤村　昭夫

今井　　正

目　次

CHAPTER 1　薬の作用機序

1　医薬品とは何か―――――――――――――――――――――――――1
2　薬の作用にはどんな側面があるか――――――――――――――――2
　①興奮と抑制･･2
　②主作用と副作用･･･2
　③特異的作用と非特異的作用･･････････････････････････････････3
　④薬剤耐性･･･3
　⑤薬物依存･･･3
3　薬の用量と作用との関係―――――――――――――――――――――4
　①用量反応曲線･･･4
　②用量反応曲線の解釈･･･5
4　薬の作用機序――――――――――――――――――――――――――6
　①化学的機序･･･6
　②物理的機序･･･6
　③生化学的機序･･･6
　④生理学的機序･･･7
　⑤薬理学的機序･･･8
5　受容体と薬物――――――――――――――――――――――――――11
　①受容体の概念･･･11
　②薬理作用の解析･･･13
　③情報伝達形式と受容体の構造･･･････････････････････････････15

CHAPTER 2　吸収・分布・代謝・排泄

1　吸　　収――――――――――――――――――――――――――――25
　①静脈内投与･･･25
　②経口投与･･･26
　③舌下投与･･･31
　④直腸内投与(坐剤その他)････････････････････････････････････31
　⑤筋肉内・皮下投与･･･31
　⑥経皮吸収･･･32

2 分　布 ─────────────────────────────── 32
　①薬物側の因子 ·································· 33
　②生体側の因子 ·································· 34

3 代　謝 ─────────────────────────────── 36
　①肝薬物代謝酵素 ································ 36
　②肝薬物代謝酵素の遺伝的多型性 ·················· 38
　③腸管での代謝 ·································· 39

4 排　泄 ─────────────────────────────── 40
　①腎からの排泄 ·································· 40
　②胆汁への排泄 ·································· 43
　③乳汁への排泄 ·································· 44

CHAPTER 3　有害反応

1 有害反応とは、副作用とは ─────────────────── 45

2 アレルギーによる有害反応 ─────────────────── 45
　①薬物性ショック ································ 45
　②薬疹 ·· 47

3 各臓器別有害反応 ─────────────────────────── 49
　①中枢神経障害 ·································· 49
　②呼吸器障害 ···································· 51
　③消化管障害 ···································· 51
　④血液障害 ······································ 53
　⑤肝障害 ·· 54
　⑥腎障害 ·· 56

4 臨床上よく使用する薬剤の有害反応 ─────────────── 58
　①副腎皮質ホルモン ······························ 58
　②NSAIDs ······································· 58

5 薬の中止による有害反応 ───────────────────── 59

CHAPTER 4　薬物相互作用

1 薬物動態学的相互作用 ───────────────────── 61
　①吸収部位における相互作用 ······················ 61
　②分布部位における相互作用 ······················ 63
　③代謝部位における相互作用 ······················ 63
　④排泄部位における相互作用 ······················ 68

2　薬力学的相互作用 ─────────────────────── 69

CHAPTER 5　TDM（治療薬物モニタリング）

1　TDMと血中薬物濃度測定との違い ───────────── 71
2　薬力学的モニタリングと薬物動態学的モニタリング ───── 71
3　薬物動態学的モニタリング ──────────────── 72
4　血中薬物濃度測定の目的・条件 ────────────── 73
　①治療効果の確認……………………………………………73
　②中毒が疑われる場合………………………………………73
　③服薬コンプライアンスのチェック………………………74
　④薬物体内動態の変化が予想される場合…………………74
　⑤投与設計……………………………………………………74
5　有効血中薬物濃度域（治療域） ───────────── 74
6　TDMに必要な薬物体内動態学の基礎知識 ────────── 76
　①分布容積……………………………………………………77
　②クリアランス………………………………………………77
　③血中薬物濃度と分布容積との関係………………………78
　④持続静脈内投与……………………………………………79
　⑤生体内利用率………………………………………………81
7　TDMのための測定タイミング ────────────── 82
　①血中薬物濃度評価のための測定タイミング……………82
　②体内動態パラメータを得るための測定タイミング……83
　③抗菌薬の測定タイミング…………………………………83
8　サンプリングの実際 ───────────────── 85
　①採血部位……………………………………………………85
　②血液試料の扱い……………………………………………85
9　TDMの対象となる薬 ───────────────── 86
　①抗てんかん薬………………………………………………87
　②テオフィリン………………………………………………87
　③ジキタリス…………………………………………………88
　④アミノ配糖体系抗菌薬……………………………………89
　⑤グリコペプチド系抗菌薬…………………………………89
　⑥リチウム……………………………………………………90
　⑦抗不整脈薬…………………………………………………90
　⑧免疫抑制薬…………………………………………………91

10 母集団薬物動態学的パラメータを用いた薬投与設計―――――――91
　　①初期投与設計時の母集団薬物動態学的パラメータの利用…………91
　　②ベイジアン法による薬動態学的パラメータの推定と投与設計………92

CHAPTER 6　妊産婦・胎児

1 妊産婦あるいは妊娠が疑われる女性に薬物治療を行ううえで
　考慮すべきポイント――――――――――――――――――93
2 実際に妊産婦に薬を投与する際に考慮すべきポイント―――94
　　①薬物治療の適応の再確認……………………………………………94
　　②妊娠時の生理的機能および薬物動態の変化………………………95
　　③妊娠の時期と薬の影響………………………………………………96
　　④薬の胎盤透過性および乳汁中への移行性…………………………96
　　⑤妊娠中の投薬…………………………………………………………97
　　⑥そのほかに知っておくべき薬物………………………………… 101

CHAPTER 7　小　児

1 小児期の分類――――――――――――――――――――103
2 小児における薬物動態の特徴――――――――――――――104
　　①吸収………………………………………………………………… 104
　　②分布………………………………………………………………… 104
　　③蛋白結合…………………………………………………………… 104
　　④代謝………………………………………………………………… 105
　　⑤排泄………………………………………………………………… 107
3 薬物投与について―――――――――――――――――――107
4 薬物有害反応―――――――――――――――――――――109
5 服用コンプライアンス―――――――――――――――――109
　　①服薬ノンコンプライアンスを生じる医療側の要因……………… 110
　　②服薬ノンコンプライアンスを引き起こす親の事情……………… 110
　　③服薬ノンコンプライアンスの患者自身の要因…………………… 111

CHAPTER 8　高齢者

1 高齢者とは―――――――――――――――――――――112
2 高齢者における薬物動態学的特徴―――――――――――113
　　①吸収………………………………………………………………… 113
　　②分布………………………………………………………………… 113

③代謝·· 114
　　④排泄·· 114
3　高齢者における薬力学的特徴───────────116
4　高齢者における薬物有害反応───────────116
　　①薬物−疾患相互作用（薬が疾患を悪化させる）············ 118
　　②薬物−薬物相互作用··· 118
5　高齢者における薬の適正使用──────────120
　　①高齢者に薬物療法を行う際の注意点························· 120
　　②薬物カテゴリー別の注意点······································ 121

CHAPTER 9　肝、腎障害時の薬物投与

1　腎障害時の薬物投与─────────────124
　　①腎障害患者での薬物動態の特徴································ 124
　　②腎障害時の投与法··· 125
　　③個々の薬剤性腎障害の頻度が高い薬の投与法············ 128
　　④薬の透析性·· 134
2　肝障害時の薬物動態の変化──────────135
　　①肝障害時の薬物投与設計··· 137

CHAPTER 10　薬その他の中毒

1　中毒を診断するうえでのポイント────────139
2　中毒時の薬物動態──────────────141
　　①吸収··· 142
　　②分布··· 142
　　③代謝··· 143
　　④排泄··· 143
3　治療法──────────────────143
4　各　論──────────────────147
　　①薬による中毒··· 147
　　②農薬中毒·· 149
　　③工業用品、ガス中毒··· 151
　　④動植物などによる中毒·· 152
　　⑤家庭用品による中毒··· 153

CHAPTER 11　EBMの実際

1　目の前の患者の問題の定式化 ——————————————————— 156
　　①問題のカテゴリーは何か……………………………………………… 156
　　②PECO で定式化………………………………………………………… 157
　　③アウトカムは患者にとって重要なものか…………………………… 158

2　情報収集 ————————————————————————————— 160
　　①実現可能な勉強法……………………………………………………… 161
　　②Up To Date と Clinical Evidence …………………………………… 161
　　③Up To Date を調べる………………………………………………… 164

3　論文の批判的吟味 ————————————————————————— 167
　　①治療の論文を批判的吟味する公式…………………………………… 167
　　②公式に沿って実際の論文を読む……………………………………… 168
　　③この論文の他の重要な結果のまとめ………………………………… 171
　　④歩きながら論文を読む法……………………………………………… 172

4　患者への適用 ——————————————————————————— 172

5　評価 ———————————————————————————————— 174

CHAPTER 12　臨床試験と医薬品開発

1　臨床試験と倫理性 ————————————————————————— 178
　　①ヘルシンキ宣言………………………………………………………… 178
　　②施設内治験審査委員会………………………………………………… 182
　　③インフォームド・コンセント………………………………………… 182
　　④GCP……………………………………………………………………… 183

2　医薬品開発と薬事行政 ——————————————————————— 183
　　①医薬品開発と諸規制…………………………………………………… 183
　　②ICH……………………………………………………………………… 184

3　医薬品の開発プロセス ——————————————————————— 184
　　①スクリーニング………………………………………………………… 184
　　②非臨床試験……………………………………………………………… 184
　　③臨床試験………………………………………………………………… 185

CHAPTER 1
薬の作用機序

1 医薬品とは何か

　広い意味で、薬は生体と相互作用のある化学物質であると定義されるが、生体と相互作用をもつ化学物質には毒も含まれる（図1）。したがって毒と薬とは一部で共通するものがあり、毒も薬であるということもいえると同時に、薬は毒であるともいえる。医薬品というのは病気の診断、治療、予防に際して用いられる薬である。医薬品として最も重要な要件は（原則として）安全性と有効性とが保障されているということである。ここで原則としてと断わったのは意味がある。それは、たとえ有効性と安全性とが確認されて承認された医薬品であっても、100％完全にそれらが保証されたわけではないからである。医師はあくまでも自己の責任において薬を使用するという心構えが必要である。

　最近、生活習慣と病気とが密接な関係があることが明らかになっているが、生活習慣が病気であるかどうかさまざまな意見がある。これと関連して医薬品の概念にも微妙な影響が出てきた。喫煙の習慣から離脱するために、ニコチンガムやニコチンパッチなどは有効な手段である。アルコール中毒から離

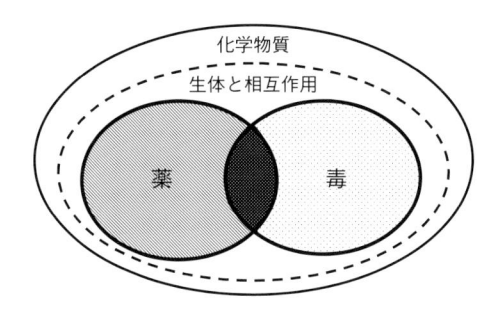

図1．化学物質と薬および毒との関係

脱するために嫌酒薬であるアンタブスが使われる。ニコチン中毒は単なる生活習慣であるとされるのに対して、アルコール中毒は病気として認められている。また、バイアグラ®は男性性器の勃起不全に有効である。ミノキシジルは発毛を促進する。これら薬の対象となる状態は厳密な意味では病気とはいえない。しかしながら、その改善によって生活の充足度が変わることは事実である。そのような意味で、これらの薬をさしあたり生活改善薬と呼ぶ。

2 薬の作用にはどんな側面があるか

　薬は何らかの形で生体の機能を変化させる。薬によって生体が本来もっていない機能を新しく付加することはできない。しかしながら、これはあくまでも原則であり、遺伝子治療によって遺伝的に欠損した機能を付加することが可能になった現在では必ずしも正しいとはいえない。とはいえ、ほとんどの薬の作用は、生体のもつ機能を促進するか、抑制するかのいずれかである。

❶ 興奮と抑制

　薬が生体の機能を促進する場合を興奮作用（刺激作用）と呼び、抑制する場合を抑制作用と呼ぶ。これはあくまでも薬理学的な機能促進と機能抑制であって、みかけ上の興奮と抑制ではないことに注意する必要がある。例えばアルコールによって一見興奮しているかにみえるが、これはアルコールによって高位中枢が抑制されるため、みかけ上の興奮が現れるのであり、薬理作用としてはあくまでも中枢神経に対する作用は抑制作用である。

❷ 主作用と副作用

　薬の作用を主作用と副作用とに分けることがある。これは治療の目的にかなった作用が主作用で、目的に反する作用が副作用であるという考えに基づくものである。これによれば、例えば抗がん薬の作用は通常では細胞の機能を障害するので副作用とみなされる作用が治療目的からは主作用となる。このように主作用と副作用という区別の仕方は紛らわしいので、副作用の代わりに有害反応という用語を用いることが推奨されている。

❸ 特異的作用と非特異的作用

あとでも述べるように、薬が受容体を介して作用する場合は低濃度で選択性の高い作用を表し、特異的作用と呼ばれる。これに対して、薬の物理化学的な作用によって生体の機能を変えるような場合には、比較的高い濃度が必要であり、非特異的な作用と呼ばれる。

❹ 薬剤耐性

薬を長期間または継続して使用すると、薬の効果が弱まることがある。数分間隔で薬を投与した場合に起こる急性の反応性低下現象を特にタキフィラキシーと呼ぶ。これらの現象の機序は薬によってさまざまである。薬物代謝酵素が誘導されて、薬の血中濃度が低下する場合や、受容体の薬に対する親和性が変化したり、受容体数が減少したりする場合もある。さらには、細胞内情報伝達系のメッセンジャーが枯渇する場合もある。

抗生物質に対する細菌の感受性が変化する場合も同じ薬剤耐性という言葉が使われる。この場合は、抗生物質に抵抗性のある細菌が突然変異により出現するために起こる。これには、βラクタマーゼ発現株のように抗生物質を加水分解して失活させたり、菌体外への薬物汲み出し機構が発現したり、また MRSA にみられるように新たに抗生物質に結合性のある膜蛋白を合成するなど、さまざまな機構がある。

抗がん薬による薬剤耐性の出現もがん細胞の突然変異によって起こる。これにも、輸送体の産生やさまざまな酵素の誘導など多くの機序があることが明らかにされている。

❺ 薬物依存

ある種の向精神薬や麻薬性鎮痛薬を連用すると、その薬を中断すると精神的または身体的苦痛が生じることがある。精神的依存のみの場合を習慣、身体的依存を伴う場合を嗜癖と呼ぶが、両者の区別は難しい場合が多く、一般的には両者を含めて薬物依存という。薬物依存の状態で薬物中止により自律神経症状を伴う強い身体的精神的症状が出現するが、これを禁断症状という。

麻薬や向精神薬の使用はしばしばいろいろな社会問題を引き起こすことから、その販売や使用に対して「麻薬及び向精神薬取締法」によって特別な規

制が定められている。麻薬を処方したり、治療に用いるには麻薬施用者として都道府県知事の免許が必要である。

3 薬の用量と作用との関係

❶ 用量反応曲線

　例えば動物に薬を投与する場合について考えると、薬の量が少ないとほとんど何の作用もないが、次第に量を増やしてゆくと薬理作用が現れる。さらに量を増やすと有害反応が現れ、ある量に達すると死に至る。このように薬の量には概念として無効量、有効量、中毒量（有害量）、致死量などがある（図2）。このようなことは、ヒトに薬を投与する場合にも当てはまる。しかしながら、実際にこれらの薬理作用、有害作用、致死作用などの反応と薬の用量との関係をみると、図3に示すようにそれぞれの反応は徐々に始まり最大値に達するようなS字状の曲線になる（用量反応曲線）。したがって、概念としては最小有効量、最小致死量などがあるが、これらは連続量であり、一定の値を特定することは不可能である。このような反応性を代表する値として決めやすいのは最大反応の50％を示す用量である。最大薬理作用の50％

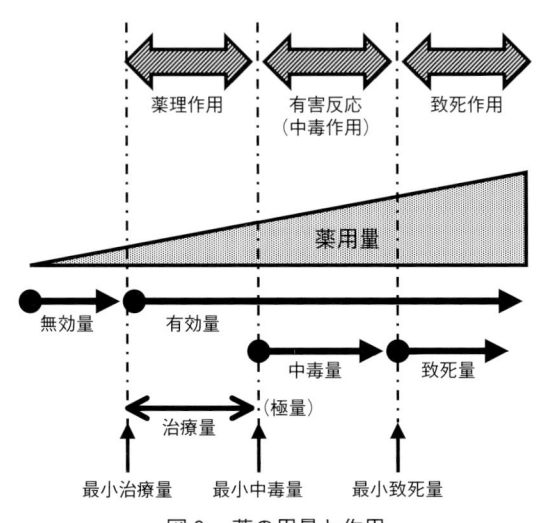

図2．薬の用量と作用

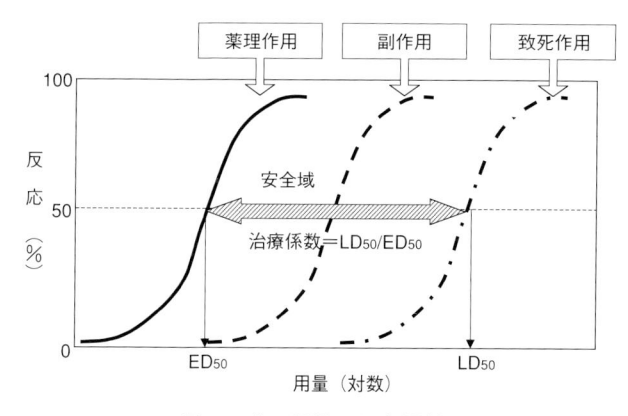

図3．薬の用量・反応関係

となる薬の用量を50%有効量（50% Effective dose：ED_{50}）という。また最大致死作用の50%となる薬の用量を50%致死量（50% Lethal dose：LD_{50}）という。ED_{50}とLD_{50}との幅が大きいほど安全性が高いと考えられる。LD_{50}/ED_{50}を治療係数または安全域と呼ぶ。

❷ 用量反応曲線の解釈

いくつかの薬についてその効果を比較する必要があるとき、2つの指標がある。1つは最大の薬理作用の大きさの違いである。最大効果の程度をefficacy（効力）という。最大効力の大きい薬を一般的には効力の大きい薬という。もう1つの指標はED_{50}の違いである。ED_{50}の小さい薬ほど効果が大きいといえる。このような場合、その薬はpotencyが高いという。potencyはefficacyと同じく"効力"と訳されることがあり、紛らわしいので"用量効力"と呼ぶべきであろう。あとでも述べるように、受容体を介して作用する薬の場合、efficacyが同じでpotencyが異なる薬は同じ受容体に結合して作用するが、結合親和性が異なるとみなすことができる。これに対してpotencyの異なる薬は異なる受容体に結合して作用するとみなすことができる。ある薬を長期間使用しているうちに、効果がなくなった場合は異なった作用機序の薬に変更する必要がある。この場合選択の対象となるのはefficacyの異なる薬であり、efficacyが同じでpotencyの異なる薬を選択するのは意味がない。

4 薬の作用機序

薬が生体の機能を修飾する仕組みはさまざまである。それらを理解の便宜上分類すると以下のようになる。

❶ 化学的機序

薬が生体の物質と化学的に反応することが薬の作用機序となる場合がある。例えば重曹が胃酸と反応して中和することによって胃酸過多を治療する。ペニシラミンやBALによる重金属とのキレート反応により中毒を治療する。

❷ 物理的機序

ある物質の物理的属性が生体の機能に影響を与えることがある。珪酸アルミはゲル状になって胃潰瘍の表面を覆うことによって粘膜を保護し、潰瘍の治癒を助ける。マンニトールのような浸透圧物質は脳浮腫などの場合のように細胞内にたまった水を血管側へ引くことにより、脳浮腫を改善したり、糸球体で濾過されて尿細管内の浸透圧を高めることによって水の再吸収を抑制し、利尿効果を表す。

❸ 生化学的機序

薬が生体の機能に関係する酵素や代謝に影響を与えることによって、生体の機能を修飾する場合がある。酵素阻害が薬の主たる作用機序である場合が多いが、これには以下のような機序がある。

■1 内因性物質の抑制

内因性物質の分解を抑えて内因性物質の作用を高める。ネオスチグミンやフィゾスチグミンなどのコリンエステラーゼ阻害薬はコリンエステラーゼを阻害することによって、内因性のアセチルコリンの作用を増強し、副交感神経作用薬や重症筋無力症の治療薬として用いられる。イソカルボキサジドやトラニルシプロミンなどのような抗うつ薬はモノアミンオキシダーゼAを阻害することによって中枢神経のカテコラミンを増加することによって抗うつ作用を現す。

2 内因性物質の活性抑制

内因性物質の活性化を抑制して内因性物質を減少させる。カプトプリルに代表されるアンジオテンシン変換酵素阻害薬はアンジオテンシンIIの生成を抑制することによって抗高血圧作用を示す。

3 酵素の阻害

生理的機能に重要な酵素を抑制して特定の目的の生理的変化を起こさせる。ジギタリスなどの強心配糖体はNa^+-K^+ ATPaseを抑制することによって心筋細胞のNa^+濃度が上昇し、Na^+/Ca^{2+}交換系を介するCa^{2+}の細胞外への汲み出しが抑制され、心筋収縮力が増加する。アセアタゾラミドは近位尿細管の刷子縁膜にある炭酸脱水酵素を阻害することによって利尿作用やアシドーシスを起こす。

❹ 生理学的機序

イオンチャネルやイオン輸送体は細胞の機能発現、調節に重要な役割を果たしている。薬がこれらのチャネルや輸送体を抑制または促進することによって生理的機能を変化させる場合がある。

1 チャネルに作用する薬

ⅰ）Na チャネル

輸送上皮には特殊なNaチャネル（ENaC）がある。アミロライドは遠位尿細管の管腔側にあるENaCを抑制することによって利尿作用を現す。ある種の抗不整脈薬（Vaugham Williams 分類Ⅰ群）はNaチャネルを抑制することによって心筋の興奮性と伝導性を抑制する。

ⅱ）K チャネル

アミオダロンなどの抗不整脈薬（Vaugham Williams 分類Ⅲ群）はKチャネルを抑制することによって心筋の興奮伝導を抑制する。

ⅲ）Ca チャネル

L型Caチャネル抑制薬は血管平滑筋弛緩作用を通じて抗高血圧薬、抗不整脈薬、抗狭心症薬など多彩な臨床応用がなされている。

❷輸送体に作用する薬

いわゆるループ利尿薬は太いヘンレ上行脚の管腔側膜にある Na^+ - K^+ - $2Cl^-$ 共輸送体を抑制する。一方、サイアザイド利尿薬は遠位尿細管にある Na^+ - Cl^- 共輸送体を抑制する。

❺ 薬理学的機序

生体の機能は神経伝達物質、ホルモン、オータコイドなどの内因性の情報伝達物質によって調節されている。多くの薬はこれらの内因性物質による情報伝達機構を修飾することによって薬理作用を発現する。これはある意味では生化学的機序や生理学的機序に分類されるが、受容体を介する機序を含んでいる点で、薬理学的機序ということもできる。

図4はこれら内因性伝達物質による情報伝達の概略を薬の作用機序と関連して要約したものである。まず情報伝達物質は細胞内で生合成される。生合成されたものは分泌顆粒に貯蔵されてから放出される場合と、合成速度そのものが分泌の律速因子になる場合とがある。放出された内因性物質は受容体に結合し、細胞内の情報変換、増幅系を介して、生理作用を発現する。放出された伝達物質は直ちに分解されるか、一部は再び分泌顆粒内に再摂取され

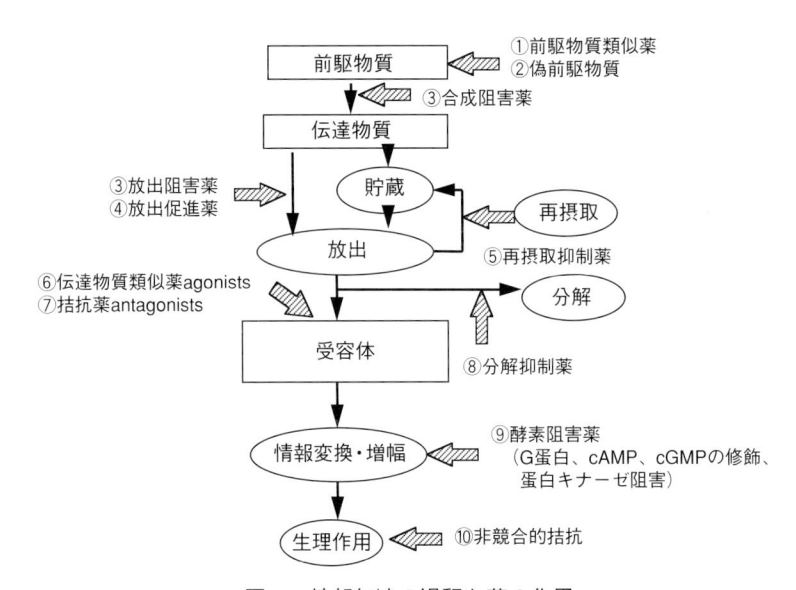

図4．情報伝達の過程と薬の作用

る。acetylcholine の場合の choline のように分解された産物が再摂取されて再び ACh 合成の前駆物質となる場合がある。このような、一連の情報伝達系の働きを介して生理的機能がコントロールされている。薬がこのような生理的過程のどこかのステップに作用すれば、生理的な機能が促進されたり、抑制されたりする。以下、図に示した各ステップに関連した代表的な薬の作用機序を考えてみる。

■1 前駆物質

　伝達物質の欠乏が病気の原因となっている場合、前駆物質を与えることによって、内因性の伝達物質の産生を増やし、症状が改善することがある。パーキンソン病は脳内、特に黒質線状体系のドパミン欠如がその病態生理に関与している。この場合、ドパミンを投与しても血液脳関門を通過しないので、ドパミンの末梢作用のみが現れて効果がない。これに対して、ドパミンの前駆物質である L-ドーパはドパミンより脳内に移行しやすいので、脳内に入りそこでドパミンに代謝されて治療効果が現れる。

■2 伝達物質の合成阻害

　非ステロイド性抗炎症薬はシクロオキシゲナーゼを阻害することにより、プロスタグランディンの産生を抑制し、鎮痛、解熱、抗炎症作用を現す。

■3 伝達物質とその類似体

　情報伝達物質そのもの、またはその類似体が薬として使われることが非常に多い。多くの薬は内因性の情報伝達物質が作用する受容体に結合して作用する。これを作用薬 agonist という。受容体にはサブタイプが存在する場合があり、それぞれのサブタイプに特異性の高い薬が存在する。
　内分泌疾患でホルモンが欠如しているような場合は、当然これを補うことが治療になる。糖尿病に対するインスリン、Addison 病に対する糖質コルチコイドなどがそれで、これを補充療法という。一方、内因性の情報伝達物質が正常に存在する場合でも、外から薬として与えることによって特定の薬理効果を期待する場合がある。ホルモンでいえば、糖質コルチコイドによる抗炎症作用がこれにあたる。また、血圧の低下に対してノルエピネフリンを注射したり、腸管麻痺に対してコリン作用薬を与えるという場合がこれにあたる。

4 放出の促進と抑制

　貯蔵された伝達物質を放出させることによって作用を現す薬物がある。アンフェタミンは中枢神経に作用してカテコラミンの放出を促進し、覚醒作用を現す。逆に伝達物質の放出を抑制することにより抑制性の薬理作用を現すものがある。ブレチリウムは交感神経終末からのノルエピネフリンの放出を抑制する。

5 受容体への結合抑制

　ある薬が情報伝達物質の受容体への結合を競合的に抑制することによって生理作用を抑制する場合がある。これらは各内因性物質に対する遮断薬 blocker または拮抗薬 antagonist と呼ばれる。このような機序による抑制作用を示す薬は極めて多い。

6 分解の抑制

　神経系の伝達物質のように急激な機能の変化を制御するものは、大部分が放出されたあと急速に分解されるか、再摂取される。したがってこれらの分解に関与する酵素を阻害することによって、内因性情報伝達物質の作用を増強することができる。コリンエステラーゼ阻害薬、モノアミンオキシダーゼ阻害薬などがこれに相当する。同じく酵素阻害薬でもアンジオテンシンⅠ変換酵素阻害薬はユニークである。変換酵素は生理活性のない10個のアミノ酸から成るアンジオテンシンⅠを生理活性のある8個のアミノ酸から成るアンジオテンシンⅡに変換するもので、この阻害によって内因性のアンジオテンシンⅡが減少する。一方、変換酵素はキニナーゼⅡでもあるので、その阻害によってキニンが増加する。この両者が相俟って血管拡張作用が起こると考えられる。

7 再摂取の阻害

　交感神経の伝達物質の速いターンオーバーは酵素による分解という機序と並んで、神経終末および貯蔵顆粒への再摂取にも依存している。コカインは神経終末でのノルエピネフリンの取り込みを抑制する。これに対して、レセルピンは貯蔵顆粒への取り込みを抑制することによって、貯蔵されたノルエピネフリンを涸渇させる。ホルモンやオータコイドでは、放出と作用部位と

の間に距離があり、このような再摂取の機序は考えられない。

8 情報変換、増幅

　情報伝達物質が受容体に結合したあと、直接 Na^+ チャネルや Cl^- チャネルが開いたり、また酵素の活性化により細胞内のセカンドメッセンジャーが増加することによって、情報の質的および量的変化が起こり、これが次の生理的反応の引きがねになる。このような過程を修飾することによって生理的機能が変化するが、現在知られているものは非可逆的なものがほとんどで、薬としての有用性はない。例えば、コレラ毒素は Gs 蛋白質を ADP リボシル化することによってアデニル酸シクラーゼが活性化される。一方、百日咳毒素は Gi 蛋白質を抑制する。

9 セカンドメッセンジャー

　セカンドメッセンジャーの類似体によって生理的な作用を模倣することができる。cAMP は細胞膜を通過しにくいが、dibutylic cAMP などは細胞内に入り、薬理作用を示す。またフォルボールエステルによりジアシルグリセロールの作用を模倣することができる。またメチルキサンチン誘導体はフォスフォジアステラーゼを抑制することによって、内因性の cAMP の作用を増強させることができる。

5　受容体と薬物

❶ 受容体の概念

　生体の機能は神経伝達物質、ホルモン、オータコイドなどのような内因性の伝達物質により調節されている。これらの化学情報伝達物質の情報は効果器に存在する受容体蛋白に結合し、引き続いて情報変換、増幅、セカンドメッセンジャーの生成などの過程を経て最終的な機能が発現される。このような生体の情報伝達系の過程に薬が作用することによって生体の機能が修飾される。大部分の薬の作用機序はこのような受容体を介する機序によって説明されるといっても過言ではない。

　内因性の化学情報伝達物質と類似の薬は同じ受容体に結合し、同じような

生理作用を現す。このような薬を作用薬 agonist と呼ぶ。内因性物質と同じ作用をするという点で模倣薬 mimetic drug と呼ぶこともある。また、受容体に結合はするが生理作用を現さない薬がある。このような薬は受容体を占拠することによって、内因性物質の作用に拮抗するので、拮抗薬 antagonist と呼ぶ。また拮抗薬のうちでも、弱いながらも生理作用も示すものがあり、このような薬は部分的作用薬 partial agonist または部分的拮抗薬 partial antagonist と呼ばれる。

　薬が作用を発現するためには、まず薬と特異的 specific に結合する部位が存在することが必要である。このような薬と特異的に結合する生体側に存在すると想定される部位または物質を、薬物受容体 drug receptor という。このような受容体を介する薬の作用は次のような特徴がある。①微量で特異的な作用を現す、②特異的な立体構造をもつ、③類似の化学構造をもつ薬によって、特異的に作用が抑制される（競合的拮抗 competitive antagonism）。

　薬物受容体は細胞膜または細胞質内に存在する蛋白質である。最近、分子生物学的手法によって内因性の情報伝達物質に対する受容体の構造が次々に明らかにされた。物質として同定されていなくても、上のような特徴をもつ薬の作用は受容体を介するものと考えられる。また、受容体に親和性のある標識化合物の結合からも受容体の存在を推定することができる。薬が作用する受容体は多くの場合が内因性の物質（伝達物質、ホルモン、オータコイドなど）の受容体である。モルヒネに対する受容体の存在から、逆にエンドルフィンやエンケファリンなどの内因性物質の存在が明らかにされた例もある。しかし、ベンゾジアゼピン受容体のように現在のところ内因性物質の明らかでない受容体も存在する。受容体は常に一定の量が存在するわけではなく、内因性の作用物質や作用薬の増減によって、受容体の量も変動することがある。

　同じ内因性物質に対して2種類以上の異なった受容体が存在する場合がある。これを受容体のサブタイプという。例えばアドレナリン作用受容体にはα、βの2種類があり、さらにそれぞれはα_1、α_2およびβ_1、β_2などに細分されている。対応する内因性物質が明らかでない場合は、ベンゾジアゼピン受容体のように対応する作用薬で命名される。最近、多くの受容体蛋白の一次構造が明らかとなり、これまで作用薬や拮抗薬に対する生理作用や受容体結合から間接的に推定されていた受容体の亜型 subtype も、それぞれ異なっ

た遺伝子によって指令された蛋白質として、その実体が明らかになりつつある。

❷ 薬理作用の解析

■1 作用薬の用量反応関係

既に述べたように、多くの場合、用量反応曲線はS字状となる。これは薬と受容体の結合が動的平衡にあり、薬の作用は結合した薬の量に比例するという仮説によって、解析することができる。

作用薬Dと受容体Rが可逆的に結合するものと仮定すると、

$$D + R \underset{k_2}{\overset{k_1}{\rightleftarrows}} DR \longrightarrow E$$

Eは薬の作用を示す。薬の作用は薬と受容体の結合量に比例する。

$$\frac{[D][R]}{[DR]} = \frac{k_2}{k_1} = K \qquad \cdots\cdots (1)$$

Kはこの平衡関係の解離定数であるから、その逆数の $1/K$ は結合の親和性を示す。薬物受容体の総量を $[R]t$ とすると;

$$[R]t = [R] + [DR] \qquad \cdots\cdots (2)$$

(1)(2)より $[R]$ を消去すると;

$$\frac{[D]\{[R]t - [DR]\}}{[DR]} = K \qquad \cdots\cdots (3)$$

薬の作用 E が $[DR]$ に比例するとすれば;

$$E = \alpha [RD] \qquad \cdots\cdots (4)$$

薬の効果は α の大きさによって変化するので、α を固有活性という。

(3)(4)式より $[RD]$ を消去すると;

$$E = \frac{\alpha [R]t [D]}{K + [D]} \qquad \cdots\cdots (5)$$

ここで $\alpha[R]t$ が最大効果を示すとみなして E_{max} で置き換えると;

$$E = \frac{E_{max}[D]}{K + [D]} \qquad \cdots\cdots (6)$$

(6)式はちょうど酵素反応のMichaelis-Mentenの式と同じになる。

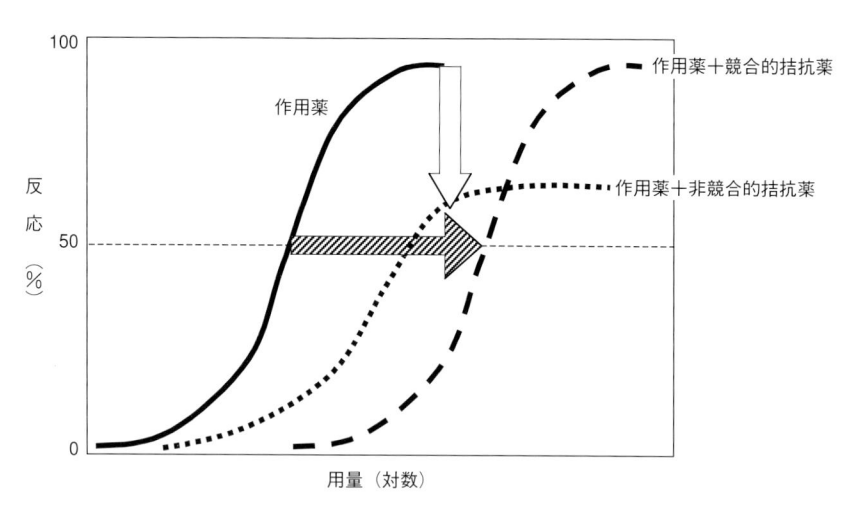

図5．薬の用量・反応関係に及ぼす拮抗薬の影響

通常、薬の用量は対数で現すので、$x = ln[D]$ とすると（6）式は；

$$E = \frac{E_{max} \exp(x)}{K + \exp(x)} \quad \cdots\cdots (7)$$

となる。これはこれは横軸に対数用量をとり、縦軸に反応をとると E_{max} が最大値となるようなシグモイド曲線になることがわかる（図5）。

2 拮抗薬による用量・反応関係の変化

拮抗薬をIとすると受容体との結合は作用薬と同様に以下のような動的平衡に達するとみなす。

$$D + R \underset{k_2}{\overset{k_1}{\rightleftarrows}} DR$$

$$I + R \underset{k_{i2}}{\overset{k_{i1}}{\rightleftarrows}} IR$$

それぞれの平衡定数を K、K_i とすると；

$$\frac{[D][R]}{[DR]} = \frac{k_2}{k_1} = K \quad 、\quad \frac{[I][R]}{[IR]} = \frac{k_{i2}}{k_{i1}} = K_i \quad \cdots\cdots (8)$$

$$[R]_t = [R] + [DR] + [IR] \quad \cdots\cdots (9)$$

$E_{max} = \alpha [R]_t$ とすると（8）（9）より

$$E = \frac{E_{max}[D]}{[D]+K(1+\frac{[I]}{K_i})} \quad \cdots\cdots (10)$$

これは拮抗薬により最大効果は変わりなく、親和性のみが変わることがわかる。用量を対数にとった（7）式について、x 軸に沿って a だけ平行移動した式を考えると：

$$E = \frac{E_{max}\exp(x-a)}{\exp(x-a)+K} = \frac{E_{max}\exp(x)}{\exp(x)+K\exp(a)} \quad \cdots\cdots (11)$$

となって、親和性のみが変化した場合は曲線が平行移動することがわかる（図5）。このような拮抗は拮抗薬が作用薬と同じ受容体に結合することによって、作用薬の用量効力を抑制するもので、競合的拮抗と呼ばれる。

❸ 情報伝達形式と受容体の構造

　受容体は作用薬または拮抗薬を特異的に結合する蛋白質である。受容体蛋白質の構造が次々と明らかにされるにつれて、受容体の構造と情報伝達の形式とがよく対応することが明らかとなった。受容体は細胞膜型と細胞質型とに大別される。細胞膜型に結合するのは、ペプチドやカテコラミンなどの脂溶性が低く、細胞膜を受動的に通過しにくい薬である。これに対して細胞質型に結合するのは甲状腺ホルモンやステロイドなどの脂溶性が高く、細胞膜を容易に通過する薬である。

■1 細胞膜受容体（表1）

　表1は細胞膜受容体を情報伝達、情報変換増幅系の違いにより受容体を分類したものである。第一のイオンチャネル内蔵型は受容体蛋白質の α ヘリックス構造が4〜5回細胞膜を貫通しており、それが2〜5量体となってチャネルを形成する（図6-A）。第二のG蛋白質共役型は細胞膜を7回貫通するタイプであり、単量体で受容体を形成する（図6-B）。第三の酵素内蔵型は受容体が1回だけ細胞膜を貫通するもので、細胞内にあるC末端側の一部にチロシンキナーゼやグアニル酸シクラーゼなどの酵素を含んでいる（図6-C）。

表1．主な4種の受容体の比較

	タイプ1	タイプ2	タイプ3	タイプ4
局在	細胞膜 （4〜5回膜貫通）	細胞膜 （7回膜貫通）	細胞膜 （1回膜貫通）	細胞質
効果器	チャネル	酵素/チャネル	チロシンキナーゼ	mRNA
カップリング	直接	G蛋白	直接	DNA
例	nAChR GABA$_A$	mAChR Adreoceptors	insulin ANP	steroids

ⅰ）イオンチャネル内蔵型

　この型の受容体では、受容体そのものにイオンチャネルが組み込まれている（図6-A）。情報伝達物質が受容体に結合すると、蛋白質のコンフォメーションに変化が起こり、内蔵するチャネルのコンダクタンスが高くなり、イオンの細胞内への流入が起こる。

　AChのニコチン受容体はNa^+チャネルを内蔵している。ニコチン受容体はα、β、γ、δの4つのサブユニットから成り、$\alpha 2\beta\gamma\delta$の5量体で構成されている（図7）。個々のサブユニットは膜を貫通する部分として、基本的には疎水性の5個のドメインがあり、そのうちN末端から数えて4番目のドメインにはαヘリックス構造をとった場合に比較的親水性のアミノ酸が縦に並ぶような構造になっている。この部分がおそらく、$\alpha 2\beta\gamma\delta$の5量体に囲まれたチャネルの管腔を形成するものと考えられている。αサブユニットにAChがつくとコンフォメーションの変化が起こり、Na^+チャネルが開き、Na^+コンダクタンスが高くなり、細胞外からNa^+が流入する。このため細胞膜は脱分極し、閾値が下がり、活動電位が発生する。

　GABA$_A$受容体はCl^-チャネルを内蔵している。GABA$_A$受容体はα、βの2つのサブユニットが2個ずつある4量体から成る。それぞれのサブユニットは疎水性の4個のドメインがあり、膜を4回貫通する。Cl^-チャネルは膜を貫通する16個のカラムで囲まれた、およそ5.6Åの管腔となっていると考えられる。GABAの結合部位はβサブユニットにある。ここにGABAが結合するとコンフォメーションの変化が起こり、Cl^-が流入するため細胞膜は過分極し、細胞の興奮性が抑制される。グリシン受容体もCl^-チャネルを内蔵し、GABA$_A$と同様に神経興奮の抑制に働く。

　これらイオンチャネル内蔵型の受容体は、興奮と抑制、Na^+チャネルとCl^-

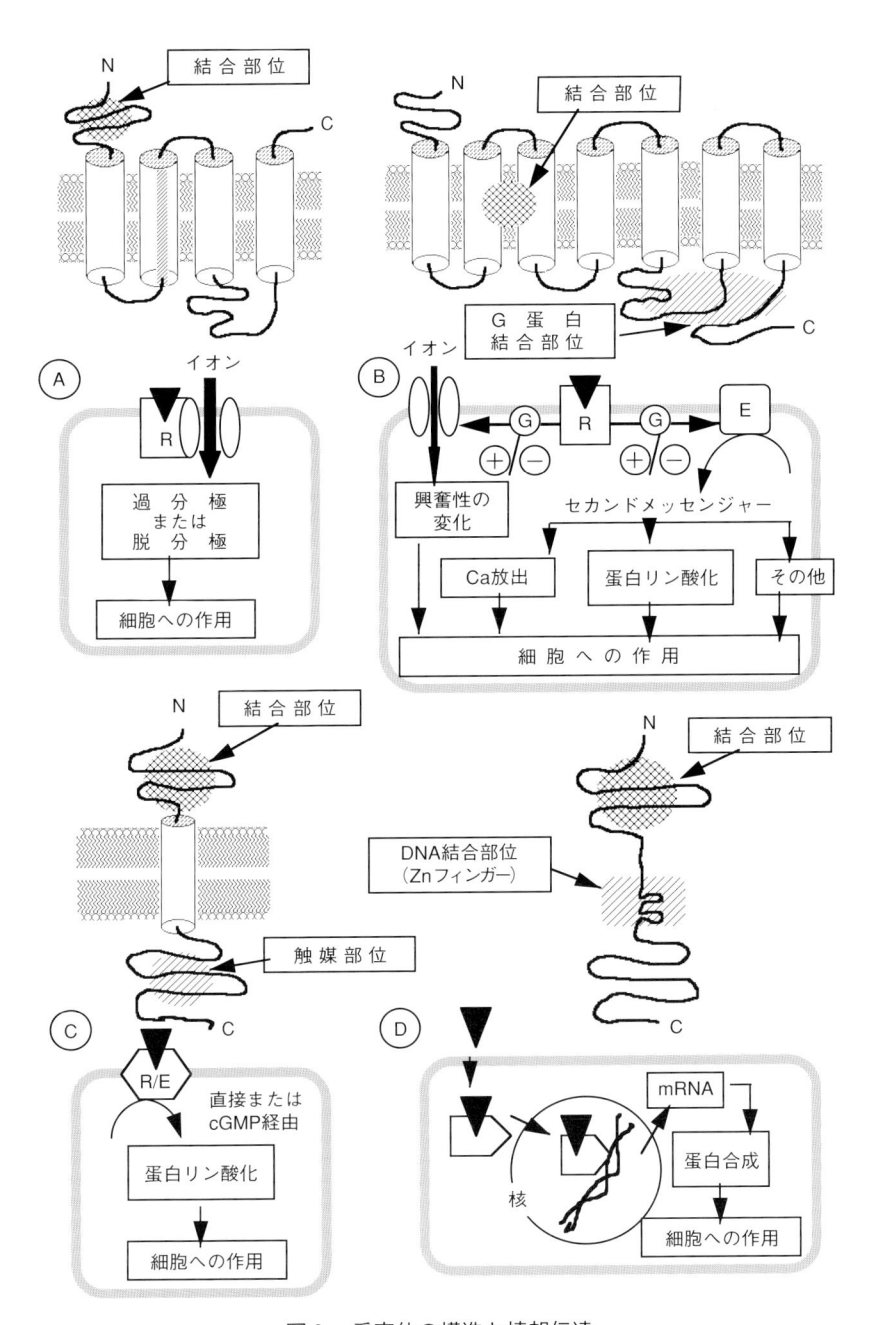

図6. 受容体の構造と情報伝達

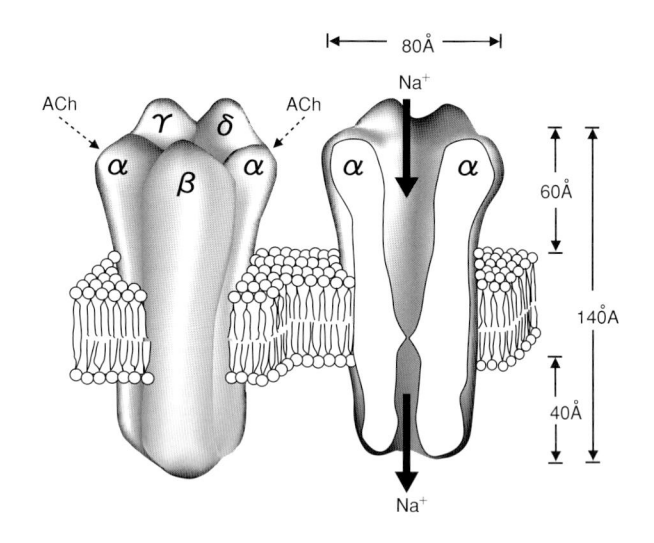

図7．ニコチン性アセチルコリン受容体の構造

チャネルというように、機能的にはまったく反対の働きを受けもっているにもかかわらず、それを構成しているサブユニットの構造には強い相同性がみられる。このことはこれらの遺伝子が共通の祖先から発していることを示唆している。

ⅱ) G蛋白質共役型

この型の受容体は情報伝達物質が受容体に結合することによって、G蛋白質が活性化され、G蛋白質を介して特定の酵素活性やチャネル活性が促進または抑制されることにより、細胞の機能的変化が起こるものである。この型の受容体は極めて多種多彩である (表2)。

この型の受容体を介する情報伝達の形式はG蛋白質の性質によって規定されている。G蛋白質はα、β、γの3つのサブユニットから成り、その多様性は主にαサブユニットの相違による。この型に属する受容体はすべて細胞膜を7回貫通するドメインをもった構造になっており、チャネル内蔵型と異なり、単量体で1つの受容体を構成している (図6-B)。多種の伝達物質に対する特異性とそれに引き続く多彩な変換、増幅系が存在するにもかかわらず、この一群の受容体の膜貫通ドメインは驚くほど相同性が高い。これに対して、各ドメインを結ぶ細胞内のループは受容体によってかなり異なっている。特

表2．主な細胞膜受容体の分類

分類	受容体	G蛋白	変換増幅系
Ⅰ．イオンチャネル内蔵型	ニコチン受容体 GABA_A受容体 グリシン受容体	−	Na^+チャネル↑ Cl^-チャネル↑ Cl^-チャネル↑
Ⅱ．G蛋白共役型	$β_1$, $β_2$アドレナリン受容体 ドパミン（D_1）受容体 アデノシン（A_2）受容体 プロスタグランジン（PG）I_2受容体 セロトニン受容体 バゾプレッシン（V_2）受容体 その他のペプチドホルモン受容体	G_s	アデニル酸 　シクラーゼ↑
	$α_2$アドレナリン受容体 ムスカリン（M_1）受容体 ドパミン（D_2）受容体 GABA_B受容体 アデノシン（A_1）受容体 オピオイド受容体	G_i	アデニル酸 　シクラーゼ↓
	$α_1$アドレナリン受容体 ムスカリン（M_3）受容体 ヒスタミン（H_1）受容体 セロトニン（5-HT_2）受容体 トロンボキサンA_2受容体 バゾプレッシン（V_1）受容体	G_q	フォスフォ 　リパーゼC↑
	ムスカリン（M_2）受容体 ソマトスタチン受容体	G_k	K^+チャネル↑ Ca^{2+}チャネル↓
	ロドプシン受容体	G_t	cGMPフォスフォ 　ジエステラーゼ
Ⅲ．酵素内蔵型	細胞増殖因子受容体 インスリン受容体 心房性Na利尿ペプチドANP受容体	−	チロシンキナーゼ↑ チロシンキナーゼ↑ グアニル酸 　シクラーゼ↑

にN末端からみて、細胞内にある第三番目のループの長さは受容体の種類によってまちまちであり、この部分がG蛋白質との相互作用の特異性を決めている。

ⓐアデニル酸シクラーゼ活性の促進

G蛋白質を介してアデニル酸シクラーゼが活性化されサイクリックAMP（cAMP）が増加するような情報伝達系が数多くある（表2）。このようなG蛋白質はアデニル酸シクラーゼを活性化する作用をもつ a サブユニットをもっており、Gs蛋白質と呼ばれる。生じたcAMPは蛋白キナーゼAの調節サ

```
ノルアドレナリン（β）              ノルアドレナリン（α2）
ドパミン（D1）                   アセチルコリン（M2）
PGI2，アデノシン（A2）            ドパミン（D2）
5-HT2                        GABAB
バゾプレシン（V2）                アデノシン（A1）
                             オピオイド
```

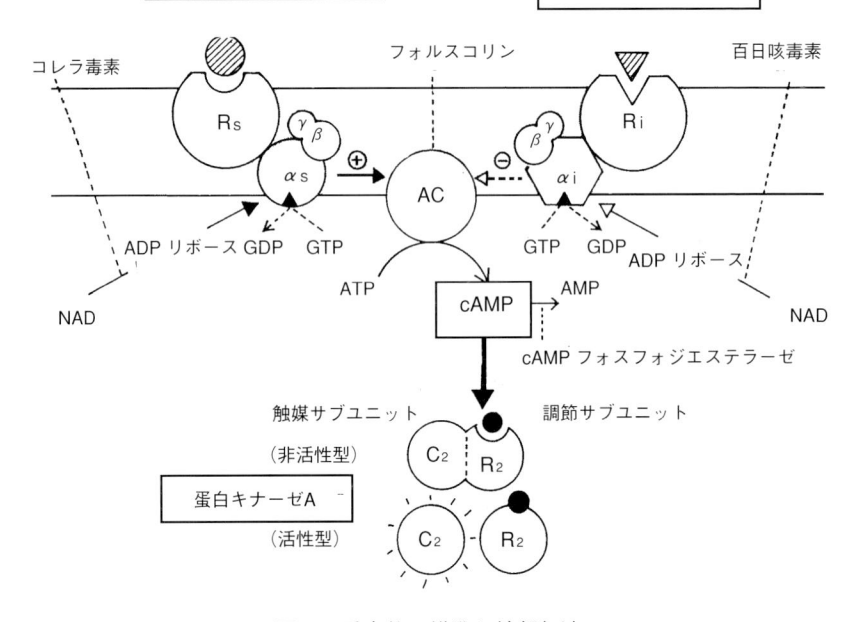

                        フォルスコリン   百日咳毒素
コレラ毒素
         Rs   γ β   γ β   Ri
              αs   ⊕   ⊖   αi
    ADPリボース GDP GTP   GTP GDP ADPリボース
NAD   ATP   NAD
                    cAMP → AMP
                    cAMPフォスフォジエステラーゼ

         触媒サブユニット   調節サブユニット
         （非活性型）
                    C2 R2
      蛋白キナーゼA
         （活性型）
                    C2   R2

図 8．受容体の構造と情報伝達 c

ブユニットに結合することによって触媒ユニットが解離して蛋白キナーゼ A が活性化される（図 8）。これによって特異的な基質蛋白質がリン酸化される。これ以後のステップで、どのようにそれぞれの伝達物質に呼応した反応が惹起されるかに関しては不明の点が多い。

　コレラ毒素 choleratoxin は Gs 蛋白質を特異的に ADP リボシル化することによって Gs 蛋白質を活性化する。このためアデニル酸シクラーゼが活性化され、大量の cAMP が産生される。コレラによって激しい下痢が起こり、脱水症になるのは cAMP により腸管での Cl^- 分泌が高まり、それに伴って水が体外に出てしまうためと考えられる。コレラ毒素による Gs のリボシル化は比較的特異性が高いので、逆にコレラ毒素の作用を利用して、問題となる生理的反応または薬物に対する反応が Gs を経由するかどうかを調べることが

できる。

ⓑ アデニル酸シクラーゼ活性の抑制

Gs 蛋白質を経由する情報伝達系とは逆に、アデニル酸シクラーゼの活性が低下し cAMP が減少することによって生理的反応を制御する系がある（図8）。このような情報伝達をする受容体は表1に列挙してある。これは Gs とは異なったαサブユニットをもつ G 蛋白質により伝達が行われるもので、抑制性（inhibitory）G 蛋白質という意味で Gi 蛋白質と呼ばれる。Gi 蛋白質の活性化機構は基本的には Gs の場合と同じである。

Gi 蛋白質は百日咳毒素 pertusis toxin によって ADP リボシル化されると、受容体と関連する性質が失われるため、受容体からの情報伝達が遮断される。このため本来の cAMP 抑制という伝達機構が作動しなくなってしまう。このように、同じく ADP リボシル化反応であっても、コレラ毒素による Gs の促進とはまったく異なって、百日咳毒素は Gi を抑制する。百日咳毒素は Gi、Gq、Gk に対しても同様の作用があり、Gs 以外の G 蛋白質の性質を調べたりする手段として用いられる。百日咳毒素によるこのような作用が、百日咳の症状とどのように関連するかは不明である。

ⓒ フォスファチジルイノシトール代謝回転（図9）

G 蛋白質を介して細胞膜にあるフォスフォリパーゼ C（PLC）が活性化され、その産物であるイノシトール 1、4、5 三燐酸（IP_3）とジアシルグリセロール（DG）がセカンドメッセンジャーとなる情報伝達系がある（表1）。このような G 蛋白質は Gq と呼ばれる。

フォスフォリパーゼ C（PLC）は細胞膜を構成するリン脂質の1つであるフォスファチジルイノシトール 4,5 二燐酸（PIP_2）を選択的に分解して、IP_3 と DG を産生する。IP_3 は親水性が高いので細胞内に遊離し、小胞体 endoplasmic reticulum（ER）にある IP_3 受容体に結合することによって、この受容体に内在する Ca^{2+} チャネルを開き、細胞内 Ca^{2+} の増加を引き起こす。

一方、DG は脂溶性であるので細胞膜にとどまり、細胞膜の内側のフォスファチジルセリンと結びついている蛋白キナーゼ C を Ca^{2+} 依存性に活性化する。しかしながら蛋白キナーゼ C の活性化以後、どのような分子機構で細胞機能の変化が起こるかに関しては不明の点が多い。

iii）酵素内蔵型

この型の受容体は膜を1回貫通する構造をもつもので、細胞質側に酵素そ

```
ノルアドレナリン(α1) アセチルコリン(M₁)
ヒスタミン(H₁)
5-HT₁
アンギオテンシンII
バソプレシン(V₁)
トロンボキサンA₂
PAF
```

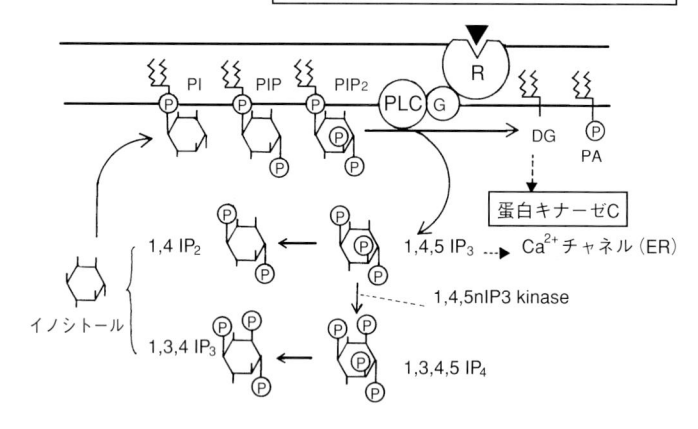

図9．PI－代謝回転による細胞内情報伝達系

のものの蛋白質構造が含まれている。セリンプロテアーゼを内在する場合が多い。リガンドの受容への結合によって受容体が自己リン酸化されると、外因性の蛋白質のリン酸化活性が増強することが明らかにされている。心房性Na利尿ペプチド（ANP）の受容体の1つはやはり膜1回貫通型であることが明らかにされているが、酵素としてチロシンキナーゼとグアニル酸シクラーゼが直列に連がっている点で特殊である。チロシンキナーゼがどのような役割を果たしているかは、この場合も明らかでないが、ANPの生理作用の多くはcGMPによって再現できるので、cGMPが細胞内でのセカンドメッセンジャーとなっていると考えられる。

2 細胞内受容体

以上述べたような細胞膜受容体のほかに、細胞質または核内に受容体があり、作用薬や拮抗薬がこれと結合することにより生理機能を発現する系がある。これにはステロイドホルモン（糖質コルチコイド、鉱質コルチコイド、各種性ホルモン、ビタミンD）と甲状腺ホルモンが含まれる。この系に共通す

るのはホルモン・受容体複合体がDNAに結合し、mRNAを介して特有な蛋白質を合成し、それによって生理作用が発現するという点である（図6-D）。

　受容体は細胞質または核内に存在する。これらホルモンは、いずれも脂溶性が高いので、細胞膜を容易に通過して、受容体と結合する。細胞質内受容体はおよそ300kDaの蛋白質であり、これには90kDaの熱ショック蛋白質（heatshock protein、hsp-90）が2個含まれている。受容体蛋白はホルモン結合親和性をもつ部分とDNAに対する親和性をもつ部分を別々にもっている。Hsp-90はホルモン親和性の部分に結合しており、受容体にホルモンが結合していない状態では、なんらかの形でDNA結合部位のDNAに対する結合親和性を抑制していると考えられる。ホルモンが受容体に結合するとなんらかの立体構造の変化が起こり、hsp-90がはずれ、ホルモン受容体複合体の大きさは60〜120kDになるとともに、DNA結合部位の抑制がとれてDNA結合親和性が出る。

　現在では、ステロイド、甲状腺ホルモン受容体ファミリーの多くの受容体のアミノ酸配列が明らかとなっている。図10は代表的ないくつかのステロイドホルモンのアミノ酸配列の模式を比較して示す。いずれもC末端部にホルモン結合部位があり、そのすぐ手前にDNA結合部位がある。それぞれの結合部位を構成するアミノ酸構成も極めて相同性が高いことがわかる。

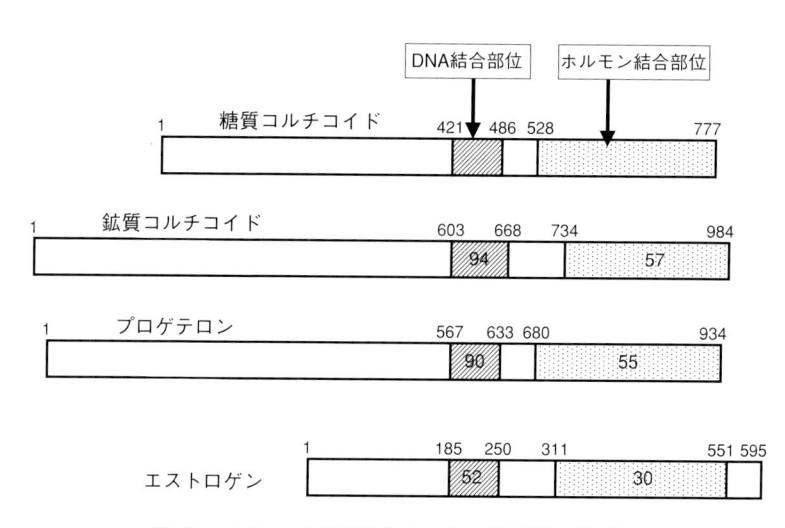

図10．ステロイド受容体のアミノ酸配列の模式図
（カラム内の数字は糖質コルチコイドを100としたときのアミノ酸の相同性の％）

受容体複合体がDNAに結合することによって転写が開始され、それぞれのホルモンに特有のmRNAが生成され、蛋白合成が起こる。このようにして新しく合成された蛋白が、それぞれのホルモン特有の生理作用の発現に関与すると考えられているが、その詳細な分子機構に関しては不明の点が少なくない。

〔今井　正〕

CHAPTER 2

吸収・分布・代謝・排泄

はじめに

　薬は種々の剤型によって薬剤として投与される。投与後、薬物分子は吸収過程を経て循環血中に入り体内臓器・組織に移行し、作用部位に到達する。薬効が現れるためには作用部位へ薬物分子が十分な濃度で到達しなければならない。体内に分布した薬は代謝あるいは排泄によって体外に除去される。

　これら薬の生体内運命（吸収、分布、代謝、排泄）の知識は薬の体内動態だけでなく、薬物相互作用や特殊な症例における薬物投与法を理解するうえで必須である。

1　吸　　収

　多くの薬は投与後吸収されて体内に入り、その薬理活性を発揮する。薬の物理化学的性状、投与経路および製剤（剤型）が吸収の程度に大きく影響する。薬によっては種々の剤型がつくられており、それらに対応した経路で投与される。したがって、それぞれの製剤の吸収の特徴と体内動態の違いを考慮して、最適な製剤および投与経路を選択しなければならない。

❶ 静脈内投与

　静脈内投与は薬を直接循環血液内に投与する方法であり、この場合には吸収という過程を考える必要がない。吸収過程におけるロスがなく、投与した量の100％が循環血中に移行するので、他の投与経路では吸収が不良である薬に適用される。方法としては、瞬時静脈内投与（bolus intravenous injection）、および持続静脈内投与（continuous intravenous infusion）に大別される。除去半減期が極端に短く、間欠投与が困難な場合は後者が選択される。また、持続静脈内投与を間欠的に行う方法もある（間欠点滴）。

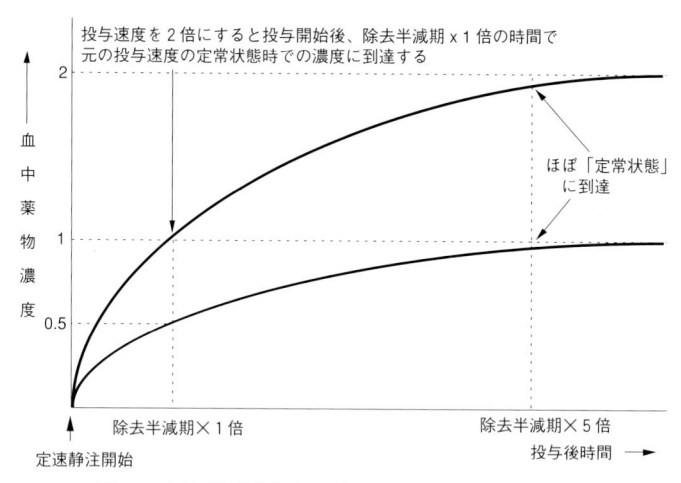

図中テキスト:
- 投与速度を2倍にすると投与開始後、除去半減期×1倍の時間で元の投与速度の定常状態時での濃度に到達する
- 血中薬物濃度
- 2
- 1
- 0.5
- ほぼ「定常状態」に到達
- 除去半減期×1倍
- 除去半減期×5倍
- 定速静注開始
- 投与後時間

図1．定速静脈内投与開始後の血中薬物濃度の推移

　瞬時静脈内投与では投与直後に血中薬物濃度が最大となり、その後血中薬物濃度はそれぞれの体内動態学的特徴に応じて減少する。持続静脈内投与を一定速度で実施する場合、投与開始後その薬の除去半減期の5倍の時間が経過した時点で血中薬物濃度が一定となりそれ以上増加しなくなる（すなわち定常状態；steady state に到達する）。しかし、臨床的には除去半減期の3倍の時間でほぼ定常状態に達すると考えて差し支えない。治療効果を早く得る目的で投与速度を速めて投与すれば血中薬物濃度の上昇は当然早いが、定常状態に到達するまでに要する時間は同じである。また、その場合には定常状態到達時に血中濃度が高くなるので、場合によっては有害反応が生じる可能性がある（図1）。

❷ 経口投与

　経口投与された薬は、消化管内において崩壊、分散、溶解の過程を経て多くは上部小腸において吸収される。吸収の機序はほとんどが濃度勾配に基づく受動拡散による。すなわち、消化管内における吸収部位局所では薬の濃度は極端に高いので、拡散現象によって腸上皮を通過し、濃度の低い体内に吸収される。消化管吸収では薬の吸収速度は吸収部位における薬物量に比例する。これを一次の吸収過程と呼ぶ。拡散による吸収では通常飽和現象は生じない。すなわち、投与量を増やせば吸収もそれに応じて増加する。受動拡散

表1. 薬の吸収に関与する特殊吸収機構

輸送体	輸送される薬
アミノ酸輸送体	L-DOPA
ペプチド輸送体	β-ラクタム系抗菌薬、ACE阻害薬
ヘキソース輸送体	アスコルビン酸（還元型）
アニオン輸送体	ビタミンC（酸化型）
ヌクレオシド輸送体	プリン・ピリミジンヌクレオシド

以外の特殊吸収機構を表1に示す。

❶薬の消化管吸収に影響する因子

ⅰ）薬物側の因子

　消化管吸収に影響する薬の因子のうち化合物自体の因子として分子量、pKa、および脂溶性などが挙げられる。一般的に薬は脂溶性が高い（極性基が少ない）ほど吸収されやすい。水溶性の高い薬はイオン化していない非イオン型のものが吸収される。吸収部位のpHおよび薬のpKaによって非イオン型の存在する割合が決定される（pH分配律）。剤型の因子として、製剤の消化管内での崩壊時間や溶出速度が挙げられる。製剤の溶解性が良好であれば、吸収は安定する。

ⅱ）生体側の因子

　生体の因子としては、消化管内pH、胃内容排出速度（gastric emptying rate；GER）および食事の影響が挙げられる。

　前述のように水溶性の薬はpH分配律に基づいて吸収部位での非イオン型の割合が決まる。例えば、低～無酸症では酸性薬は胃内でイオン型の割合が増加し、非イオン型の割合が減るので、胃からの吸収は減少する。

　多くの薬の主要な吸収部位は上部小腸であるから、経口投与された薬が胃内から小腸に送られる速度は薬の消化管吸収に重

表2. 胃内容排出速度に影響を及ぼす因子

胃内容排出速度増加	胃内容排出速度低下
胃内容量小	胃内容量大
胃内pH上昇	食事摂取
エタノール少量摂取	エタノール大量摂取
胃腸管蠕動促進薬	抗コリン薬 麻薬性鎮痛薬
精神緊張	胃・十二指腸潰瘍 急性腹痛 頭痛、外傷・疼痛

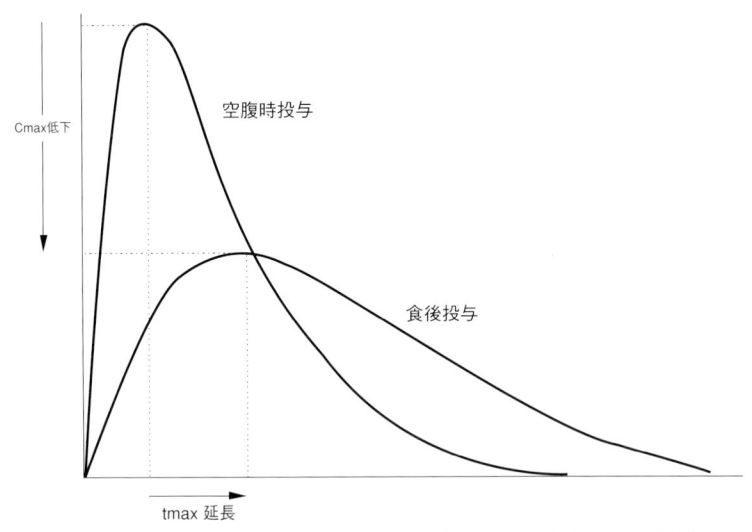

図2．経口投与時の血中薬物濃度の推移に及ぼす食事摂取の影響

表3．薬の消化管吸収に及ぼす食事の影響

・食事摂取による生体内利用率の減少
　　食事成分による薬の吸着
　　食事成分と薬との複合体形成
　　胃内容排泄速度低下による胃内での薬の分解促進
　　胃内容排泄速度低下に伴う吸収速度低下による初回通過効果の増加

・食事摂取による生体内利用率の増加
　　食事成分および胆汁酸による薬の溶解促進
　　肝血流量増加に伴う肝初回通過効果の減少
　　食事成分および胆汁酸による薬物の経リンパ吸収の増加

要な影響を及ぼす。一般に GER が速ければ吸収は速やかであり、遅ければ吸収速度は緩やかとなる。GER に影響する因子を**表2**に示す。

　薬は空腹時に服用したときの方が食後に服用するよりも吸収が速やかであることが多い。これは食事の摂取によって GER が低下するためと考えられる。薬の吸収速度が遅くなると 最高血中薬物濃度（Cmax）は低くなり、最高血中薬物濃度到達時間（tmax）は延長する（図2）。吸収される量は食事による影響を受けないことが多い。しかし、薬によっては食事により吸収が減少したり、増加する場合もあるので注意が必要である（**表3**）。

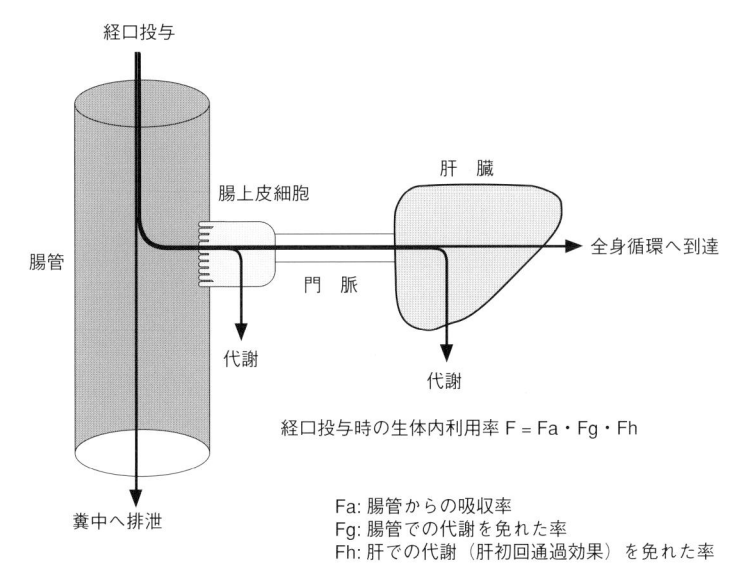

図3．経口投与された薬が全身循環に達するまでの過程

経口投与時の生体内利用率 F = Fa・Fg・Fh

Fa: 腸管からの吸収率
Fg: 腸管での代謝を免れた率
Fh: 肝での代謝（肝初回通過効果）を免れた率

❷生体内利用率

　経口投与された薬が体循環に到達する割合を生体内利用率（oral bioavailability）と呼び、これには薬の腸管内での安定性や腸管からの吸収率だけでなく、腸管壁および肝臓における薬物代謝が強く影響する（図3）。薬が消化管で吸収された後、腸管壁（腸上皮細胞には薬物代謝酵素が存在する）および肝で代謝された結果、全身循環に入る薬の量が減ることを初回通過効果（first-pass effect）という。初回通過効果が大であれば経口投与の際の生体内利用率は低下する。一般に脂溶性の高い薬ほど初回通過効果を受けやすい。また初回通過効果が大きく生体内利用率が小さい薬ほど体内動態の個体差が大である。

　生体内利用率は血中薬物濃度推移曲線から得られる血中薬物濃度－時間曲線下面積（area under the blood drug concentration-time curve：AUC）の比から算出する。前述のように、薬を静脈内投与した時には100%が循環血液内に移行するので、静脈内投与時に求められるAUCを100%とし、同じ用量を他の経路から投与した時のAUCの比をもってその投与経路での生体内利用率とする（図4）。

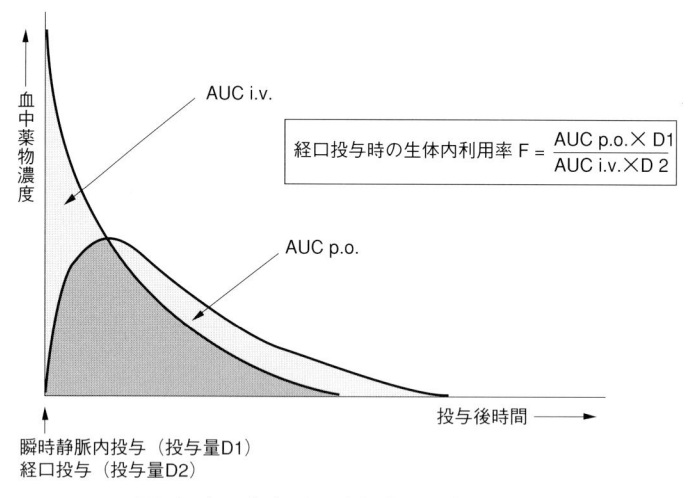

図4．経口投与時の生体内利用率の求め方

$$F = \frac{AUC\ p.o. \times D1}{AUC\ i.v. \times D2}$$

❸ 吸収速度と作用の持続

　薬の吸収速度は Cmax および tmax の規定要因の1つである。一般に吸収速度が速い薬の tmax は短く Cmax は高値となるが、吸収速度の遅い薬の Cmax は比較的低く、tmax は延長する。薬の除去速度は体内の薬物量に比例するので、吸収速度を遅くして薬の体内量の増加を緩やかにすれば相対的に除去のスピードも遅くなる。作用持続時間が短い薬では、作用時間を延長させる目的で吸収速度を緩やかにするために徐放化などの製剤上の工夫がなされている。

　図5に剤型・投与経路の違いによる硝酸イソソルビドの血中濃度推移曲線の差を示す。吸収速度の速い舌下投与およびスプレー剤では経口投与と比べて Cmax は高く、tmax も短く即効性であるが、血中からの消失も速いのが分かる。徐放化製剤では、通常の製剤に比べ Cmax は低いが、tmax は延長しており血中からの消失も遅く、効果が持続することが期待される。

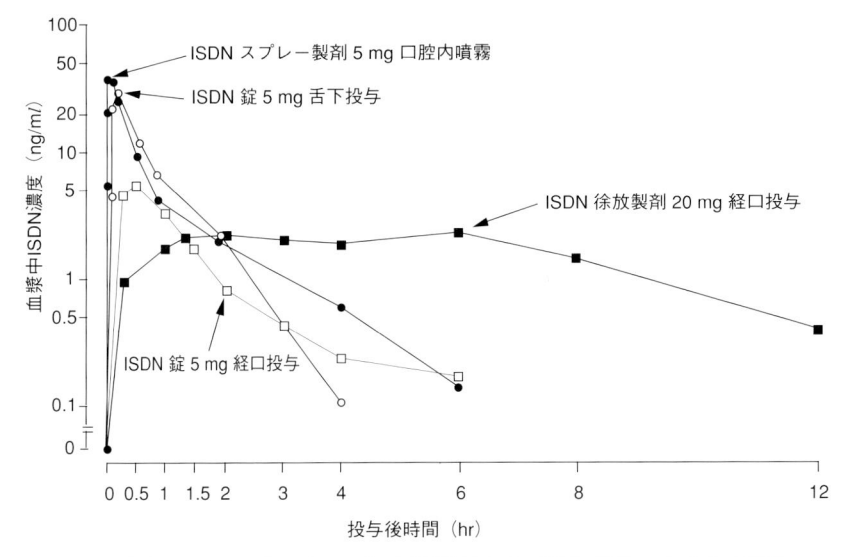

図5. 硝酸イソソルビド（ISDN）各種製剤および投与経路による血中薬物濃度推移曲線の違い

❸ 舌下投与

　口腔粘膜から吸収させる投与法であり、ニトログリセリンなどの硝酸薬の投与経路として用いられる。吸収が速やかであり肝による初回通過効果を受けず、直接全身循環に入るのが特徴である。

❹ 直腸内投与（坐剤その他）

　全身作用をねらう投与経路として、経口投与が困難な場合や、消化管における有害反応を軽減させる目的で選択される。吸収における不確定要素として吸収部位面積の狭さや直腸粘膜刺激に伴う薬の排出などがあるため、吸収速度や吸収率は一定しないことがある。多くは直腸粘膜から吸収されて直接体循環に入るので肝初回通過効果を受けにくい。

❺ 筋肉内・皮下投与

　肝初回通過効果を受けない。局所の血流によって吸収が影響を受けるので、マッサージ、運動などによって吸収が高められる。水に溶けにくい薬の吸収は不良かつ不安定である。作用の持続を目的として懸濁化製剤として投与さ

れるが、これは懸濁剤からの溶出過程のために吸収速度が遅くなることを利用している。有害反応として、筋肉内投与では疼痛、筋壊死、神経損傷、CPK上昇、皮下投与では疼痛、壊死、膿瘍形成などがあるので注意する。

⑥ 経皮吸収

軟膏やテープ、パッチ製剤があり、本邦では硝酸薬や$β_2$受容体刺激薬、および麻薬性鎮痛薬の経皮吸収製剤が使用されている。この投与経路の特徴としては吸収速度が吸収部位における薬物量に比例せず、一定であることである。これを0次の吸収過程と呼ぶ。ちょうどポンプを用いて定速持続静注するのと同様に考えて差し支えない。角質層での薬物透過が律速過程となるので作用の持続を目的として選択されることが多い。薬を皮膚から除くことで速やかに血中薬物濃度を低下させることが可能である。また、コンプライアンスを向上させるには好ましい投与法といえる。刺激による皮膚炎の発生を減らす目的で毎回塗布・貼付部位を変える方が無難である。

2 分 布

血中に入った薬は作用部位である臓器・組織に到達して作用を現す。組織への移行性は薬の脂溶性、蛋白結合度や臓器血流量が影響する。組織への移行性を表す薬物動態学的パラメータに分布容積（volume of distribution；Vd）

表4．主な薬の分布容積

薬	分布容積（l/kg）	薬	分布容積（l/kg）
フロセミド	0.1	アンチピリン	0.6
ワルファリン		フェニトイン	
ナプロキセン		ジアゼパム	0.7
スルファメトキサゾール		ペントバルビタール	
イブプロフェン		インドメタシン	0.9
トルブタミド	0.14	カルバマゼピン	1
バルプロ酸	0.15	リドカイン	1.3
ジクロキサシリン	0.2	プロカインアミド	2
グリベンクラミド	0.3	ペンタゾシン	3
ナリジクス酸		ジゴキシン	6
ペニシリンG		クロルプロマジン	20
		ノルトリプチリン	

体重70kgの健常人における平均値を示す。

がある。分布容積は、薬の体内総量を血中薬物濃度で除したものであり、分布容積を比べることで薬の組織移行の程度を相対的に評価することができる（表4）。例えば分布容積が大ということは、薬の多くが組織に分布しており、その一部しか血中に存在しないことを意味する。

❶ 薬物側の因子

1 脂 溶 性

一般に水溶性の高い薬の組織移行性は低く、脂溶性の高いものは組織移行性が高い。脂溶性が高い薬は脂肪組織への分布が多いので脂肪が薬の貯蔵庫になり、その薬効も持続する。

2 蛋 白 結 合

血漿蛋白と結合していない遊離型の薬が血中から組織に移行し、薬理作用を発揮する。多くの薬は血中では血漿蛋白と可逆的に結合して存在する。アルブミンには2つの薬物結合部位があり、主として酸性薬が結合する（表5）。

表5．各種酸性薬の血漿アルブミンへの結合部位

サイトⅠ（ワルファリン・サイト）	サイトⅡ（ジアゼパム・サイト）
ワルファリン	ベンゾジアゼピン類
クロロチアジド	イブプロフェン
フロセミド	フルルビプロフェン
ブメタニド	ケトプロフェン
	インドメタシン
ナリジクス酸	ナプロキセン
	アスピリン
フェニトイン	ジフルニサル
バルプロ酸	フルフェナム酸
アスピリン	エタクリン酸
ジフルニサル	
フェニルブタゾン	クロキサシリン
オキシフェンブタゾン	ジクロキサシリン
インドメタシン	
ナプロキセン	プロベネシド
クロルプロパミド	グリベンクラミド
グリベンクラミド	トルブタミド
トルブタミド	

表6．分布容積と血漿中に存在する薬物量との関係

分布容積 (l/kg)	体内薬物総量に対する 血漿中薬物量 (%)
0.045	89
0.1	40
0.15	27
0.6	6.7
1.0	4.0
10	0.4

血漿量は体重の4％と仮定

キニジン、イミプラミン、クロルプロマジン、アルプレノロールやプロプラノロールといった脂溶性で塩基性の薬は主にα_1-酸性糖蛋白やリポ蛋白と結合する。蛋白結合率が高ければ薬は血漿中にとどまり組織にほとんど移行しないので、その分布容積は小さい（循環血液量にほぼ等しくなる）。またこの時、循環血液は薬の貯蔵庫としての役割を果たす。逆に蛋白結合率が低ければ組織へ移行する量は多く、分布容積は大となる（表6）。

蛋白結合率が高く、かつ同じ結合部位を共有する薬同士の併用によって蛋白結合部位での競合が生じて、一方の薬の遊離型分画が増加し、薬物相互作用が起こる可能性がある。遊離型分画が増えた薬の作用は増強し、場合によっては有害反応が生じる可能性がある。遊離型分画の増加は、同時に肝や腎において代謝・排泄される薬物分画が増加することであり、薬物クリアランスは増加する。その結果、遊離型分画が増加した薬の体内量は減少するので、遊離型分画の増加による作用増強は一時的であって持続しない可能性がある。

❷ 生体側の因子

◼️1 臓器血流量

薬の臓器への移行は短時間のうちに起こり平衡に達するが、平衡に到達するまでの時間は臓器の血流量に依存する。一般に臓器血流量の少ない脂肪や筋組織への移行は遅い（図6）。心不全の際、脳や心臓への血流は保たれ、脂肪や筋組織への血流は減少する。したがって、心不全患者に抗不整脈薬リドカインを投与する場合、正常人と同量を急速静注すると中枢神経系の有害反応が生じやすい。

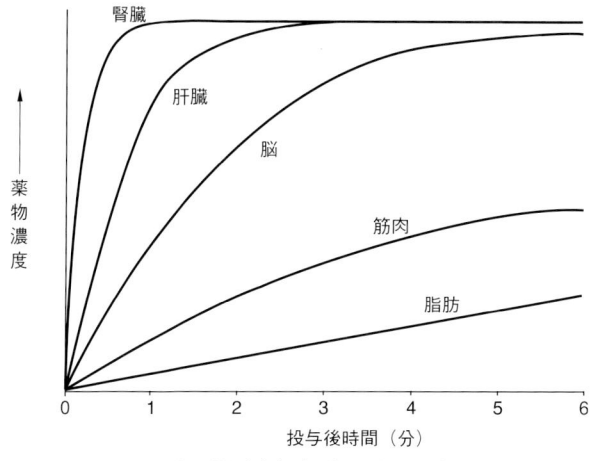

図6. 薬の静脈内投与後の臓器分布の例

2血液脳関門（blood-brain barrier；BBB）

　脳の毛細血管は内皮細胞が互いに密着して血液脳関門を形成している。ここでは薬は細胞間間隙を通ることができず、細胞内を通過して中枢神経細胞に移行する。細胞膜透過性は脂溶性が高いほど良好なので、脂溶性の高い薬が血液脳関門を通過して中枢神経系に移行しやすい。

　近年、血液脳関門における薬物排出機構の存在が明らかにされている。後述するP-糖蛋白質はその代表である。P-糖蛋白質は脳毛細血管内皮細胞の血管側に発現しており、血管内皮細胞内に入ったP-糖蛋白質の基質薬を血管内へ汲み出す。P-糖蛋白質の基質となる特異的な化学構造はまだ明らかにされていないが、脂溶性が高い薬が基質となることが多い。したがって、脂溶性が高いにもかかわらず中枢神経系への移行が少ない薬はP-糖蛋白質による排出を受けている可能性がある。

3組織移行性

　薬の組織移行性が治療上重要となる場合がある。ここでは抗菌薬などの髄液中への移行性を表7に示す。

　薬の胎盤移行性も問題となるが、これについては第6章を参照されたい。

表7．治癒効力のある脳脊髄液濃度が得られる抗感染症治療薬

薬	脳脊髄液／血液濃度比	薬	脳脊髄液／血液濃度比
ペニシリン系		抗原虫薬	
アンピシリン	0.14	メトロニダゾール	0.3～1.0
ベンジルペニシリン（高用量）	0.05～0.1	抗真菌薬	
ピペラシリン	0.3	フルコナゾール	0.50～0.94
セファロスポリン系		フルシトシン	0.6～1.0
セフェピム	0.1	抗結核薬	
セフォタキシム	0.1	サイクロセリン	0.8～1.0
セフタジジム	0.2～0.4	イソニアジド	0.2～0.9
セフトリアキソン	0.08～0.16	ピラジナミド	0.85～1.0
セフロキシム	0.17～0.86	リファンピシン	0.07～0.56
カルバペネム系		抗ウイルス薬	
メロペネム	0.21	アシクロビル	0.5
クロラムフェニコール	0.45～0.86	ジダノシン	0.12～0.85
フルオロキノロン系		ホスカルネット	0.13～1.03
シプロフロキサシン	0.26	ガンシクロビル	0.41
レボフロキサシン	0.3～0.5	サニルブジン	0.16～0.97
グリコペプチド系		ザルシタビン	0.09～0.37
バンコマイシン（高用量）	0.07～0.14	ジドブジン	0.6

髄膜炎時の濃度比を示す。一般に脳脊髄液中の濃度が感受性を示す細菌に対して最小殺菌濃度（MBC）の10倍以上であれば、殺菌効果を示す。

3 代　　謝

　脂溶性の薬が体外に除去されるためには、肝その他の臓器により代謝を受けて水溶性の代謝物にならなければならない。薬は代謝を受けてその薬理活性を減少または消失させるが、薬によっては活性を有する代謝物（活性代謝物）を生じる。一方、投与される薬それ自体には薬理活性はないが、代謝を受けて活性体になるもの（プロドラッグ）がある。

❶ 肝薬物代謝酵素

　肝臓は主要な薬物代謝臓器である。脂溶性の高い薬は酸化・還元・加水分解反応（第Ⅰ相反応）や抱合反応（第Ⅱ相反応）によって水溶性となり排泄される。肝細胞のミクロソーム分画に存在するチトクロム P450（CYP）酵素群が第Ⅰ相反応で重要な役割を果たしており、これらの中では CYP3A4 と呼ばれるサブタイプが全体の 30～40％を占めている（図7）。表8に各種 CYP

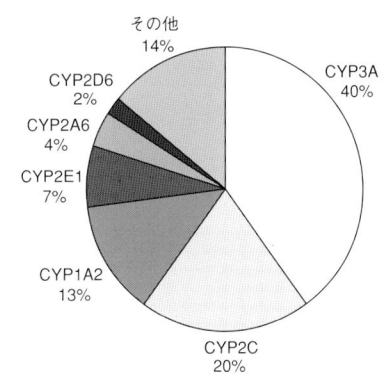

図7．肝におけるチトクロム P-450（CYP）分子種の割合

表8．ヒト cytochrome P-450（CYP）分子種とその主な基質薬

CYP1A2	フェナセチン カフェイン	テオフィリン
CYP2A6	クマリン	ピロカルピン
CYP2C8	トルブタミド	
CYP2C9	ピロキシカム ヘキソバルビタール フルバスタチン	ワルファリン フェニトイン ジクロフェナク
CYP2C19	メフェニトイン オメプラゾール	ジアゼパム クロミプラミン
CYP2D6	デブリソキン スパルテイン コデイン イミプラミン アミトリプチリン フルボキサミン	ブフラノール プロプラノロール メトプロロール プロパフェノン ハロペリドール デキストロメトルファン
CYP2E1	エチルアルコール クロルゾキサゾン	
CYP3A4	ニフェジピンとその他の Ca 拮抗薬 リドカイン キニジン アミオダロン シクロスポリン タクロリムス エリスロマイシン クラリスロマイシン	テルフェナジン ミダゾラム トリアゾラム シンバスタチン アトルバスタチン テストステロン カルバマゼピン

分子種によって代謝を受ける薬（基質薬）の代表的なものを示す。

　CYP 酵素は多くの化学物質によって酵素活性の阻害や誘導を受けやすいという特徴がある。これは薬同士の相互作用の原因として重要であるばかりでなく、食品や嗜好品との相互作用の原因となっている。第Ⅰ相反応で生成された代謝物は第Ⅱ相反応によって各種（グルクロン酸、硫酸、アセチル、グルタチオン、グリシン）抱合体となり、さらに水溶性を増して、尿中や胆汁中に排泄される。

❷ 肝薬物代謝酵素の遺伝的多型性

　CYP のサブタイプによっては、その薬物代謝酵素活性の低い個体群（poor metabolizer；PM）と高い個体群（extensive metabolizer；EM）の2つの群に分けられ、その活性が遺伝的に規定されている（表9）。例えば、CYP2D6 と呼ばれる薬物代謝酵素の PM は白人では 7～8％の出現頻度であるのに対し、日本人では 1％以下と僅かである。β-遮断薬プロプラノロールやメトプロロールの代謝に CYP2D6 が関与しているので、CYP2D6 の PM にこれらの薬を投与した場合、血中薬物濃度の上昇に伴い徐脈や血圧低下が生じることが懸念される。しかし、日本人では CYP2D6 の PM が少ないことや、β-遮断薬の治療域が広いことなどから臨床的には問題になりにくい。

　一方、別の薬物代謝酵素 CYP2C19 の PM の頻度は白人では 3％であるが、日本人では 20％と多い。プロトンポンプ阻害薬オメプラゾールは主にCYP2C19 で代謝されるが、オメプラゾールの血中濃度および、AUC は EMに比し PM では非常に高く、オメプラゾールを用いたときの胃内 pH の上昇度およびヘリコバクター・ピロリの除菌率も PM で有意に高いとされている。

表9．日本人における薬物代謝酵素活性の多型とこれに関する主な薬

CYP2C19	poor metabolizer 約20%	オメプラゾール	ジアゼパム	
CYP2D6	poor metabolizer 約0.7%	プロプラノロール フレカイニド ハロペリドール コデイン	メトプロロール プロパフェノン ノルトリプチリン デキストロメトルファン	イミプラミン ミアンセリン クロミプラミン
NAT2	slow acetylator 約10%	プロカインアミド スルフォンアミド類	ヒドララジン	イソニアジド

❸ 腸管での代謝

　一部の薬は腸内細菌により代謝されることが知られている。また、腸内細菌による抱合体の脱抱合反応は薬の腸肝循環に必須である（後述）。
　腸上皮細胞にも薬物代謝酵素活性が存在することが知られている。主なものは CYP3A4 活性であり、Ca 拮抗薬やシクロスポリンなど CYP3A4 基質薬の経口投与時の初回通過効果に関与している。

　薬の主な排泄経路は尿中と糞中である。一般に水溶性の薬は未変化体の形で腎臓から排泄され、脂溶性の薬は肝臓などで代謝された後、代謝物や抱合体として尿中や胆汁中に排泄される。

トピックス

CYP の酵素活性を検討するためのプローブ薬

　個体間の薬物動態の差はかなり大きいが、その原因として肝やその他の組織における CYP の発現量の個体間変動が大であることが挙げられる。CYP の発現量は遺伝的に規定されているだけでなく、加齢や疾患、あるいは食事や薬などの環境因子の影響を受けて変化する。CYP 酵素活性の推定法として、各 CYP に対して特異的な基質薬（プローブ薬）が用いられる。プローブ薬を投与して、プローブ薬自体と代謝物との比から CYP 酵素活性を定量的に求めることができる。CYP2C19 や CYP2D6 のように遺伝的多型が認められている CYP については、遺伝子型（genotype）とともにプローブ薬を投与して EM、PM いずれの表現型であるかを調べることが可能である（phenotyping）。しかし各 CYP において完全な特異性を示すプローブ薬はないので、プローブ薬による CYP 酵素活性あるいは発現量の絶対評価は現状では困難である。現在用いられている代表的プローブ薬を表10に示す。

表10．各種 CYP 分子種の代表的プローブ薬

CYP 分子種	プローブ薬
CYP2D6	デブリソキン　スパルテイン　デキストロメトルファン
CYP1A2	カフェイン
CYP3A4	エリスロマイシン　ミダゾラム　コルチゾール　ダプソン
CYP2C19	S-メフェニトイン　オメプラゾール
CYP2C9	スルファフェナゾール
CYP2E1	クロルゾキサゾン

4 排　　泄

❶ 腎からの排泄

　薬の腎排泄は、糸球体からの濾過、尿細管での分泌および再吸収に依存する（図8）。

■1 糸球体からの濾過

　糸球体濾過の程度は、薬の分子サイズ、荷電状態および蛋白結合率により影響を受ける。分子量5,000未満のものは糸球体で濾過されて尿細管腔に出る。蛋白結合率が高い薬は糸球体濾過を受けにくいので一般に除去半減期は長い。

トピックス

Presystemic elimination；薬の腸管吸収における CYP3A4 と P-糖蛋白質の関与

　薬を経口投与した際、肝代謝による初回通過効果だけでなく、腸管から吸収される時に腸上皮細胞に存在する薬物代謝酵素によって代謝され、これも初回通過効果に関与することが明らかとなった。腸上皮細胞の薬物代謝酵素は主に CYP3A4 であり、これによって代謝される薬（CYP3A4 基質薬）は、腸管から吸収され門脈血中に入る前に既に多かれ少なかれ代謝されている。

　また、がん細胞の多剤耐性因子（multidrug resistance；MDR）の1つとして見出された P-糖蛋白質は、正常組織にも幅広く発現しており、ステロイドなどの内因性物質の輸送に関与している。腸上皮細胞の管腔側にも P-糖蛋白質は発現しており、いったん腸上皮細胞内に入ったある種の異物の汲み出しポンプとして機能していることが明らかにされている。腸上皮細胞の薬物代謝酵素 CYP3A4 および薬物汲み出しポンプ P-糖蛋白質はいずれも一種の生体防御機構として働いていると考えられる。興味深いのはそれぞれの基質である薬にかなりのオーバーラップが認められることである。すなわち、両者の基質薬は腸での吸収の際、腸上皮細胞に移行すると同時に一部は代謝を受け、一部は腸管腔内へ排出されることになり、その結果経口投与時の生体内利用率はかなり減少することになる。近年、これら腸における薬物代謝や薬物排出ポンプの存在を受けて、これらを従来から知られている「初回通過効果」に含めた presystemic elimination という言葉がよく用いられている。

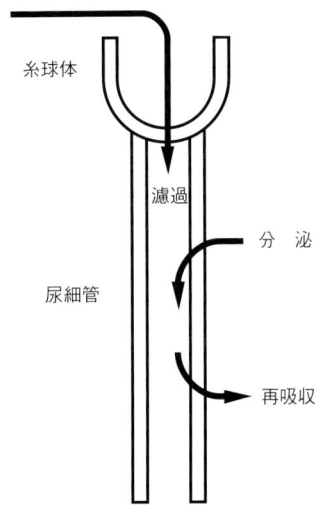

図8．腎から排泄される薬物のネフロンでの動き

❷尿細管での分泌

　尿細管分泌には尿細管上皮細胞の側底膜および刷子縁膜に存在する種々の輸送体が関与する能動輸送である。比較的極性の高い（水溶性の高い）薬が尿細管分泌を受ける。尿細管分泌には尿細管への血流や薬の蛋白結合率なども影響する。代表的な輸送体として有機アニオン輸送体（organic anion transporter；OAT）と有機カチオン輸送体（organic cation transporter；OCT）があり、輸送体の種類によって輸送される薬が異なる。OATは酸性薬を、OCTは塩基性薬を輸送する。また、がん細胞の多剤耐性（multi-drug resistance；MDR）因子として知られている薬物排出ポンプであるP-糖蛋白質も尿細管上皮に発現しており、ジゴキシンをはじめとするP-糖蛋白質基質薬の尿細管分泌に関与している。これら以外にも種々の輸送体の存在が明らかにされており、薬の尿細管分泌に関与していると考えられる（図9）。同じ輸送体で尿細管腔に分泌される薬を併用した場合、尿細管での分泌における競合が起こり、薬物相互作用がもたらされることがある。

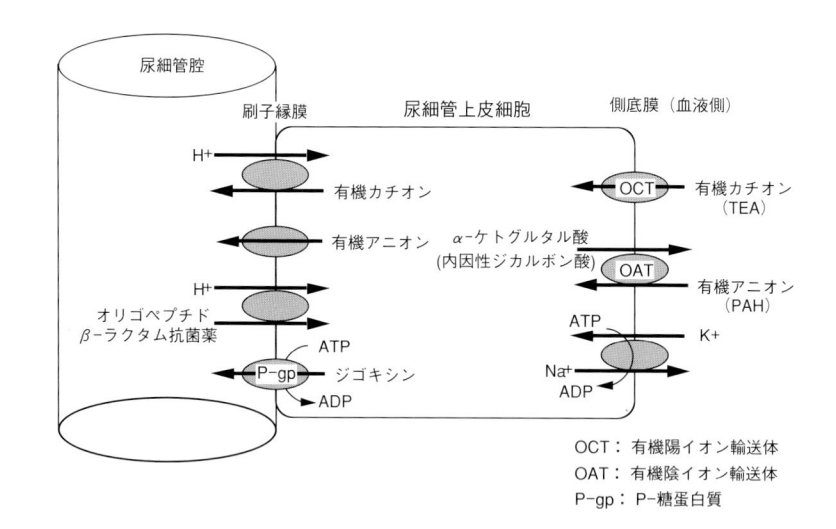

図9. 近位尿細管における薬物輸送機構

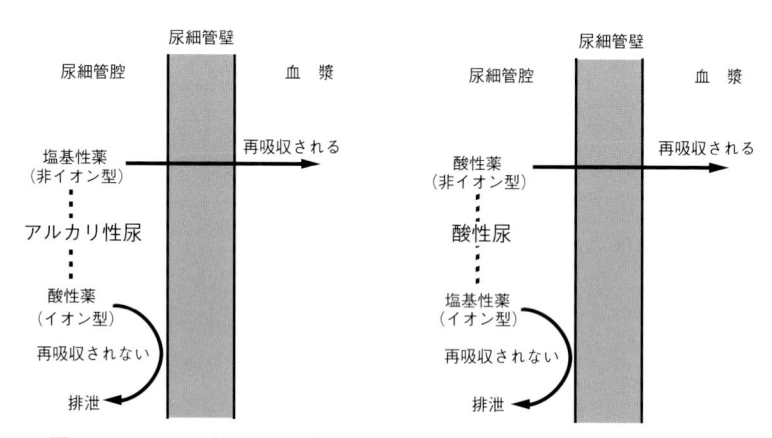

図10. アルカリ性尿および酸性尿における薬の尿細管再吸収と排泄

❸尿細管での再吸収

　尿細管での薬の再吸収は水の再吸収に伴って受動的に行われる。尿流量、尿 pH および薬の脂溶性などが尿細管での再吸収に影響を及ぼす。尿流量が増えるほど再吸収は少なくなるので、薬の尿中排泄は増加する。また、脂溶性が高く非イオン型であるほど再吸収を受けやすい。例えば、酸性の薬は酸性尿中では非イオン型が多く再吸収量が増えるので酸性尿では薬の尿中排泄

は少なく、逆にアルカリ性尿ではイオン型が多く再吸収量が減るので尿中への薬の排泄は増える（図10）。アスピリン（アセチルサリチル酸）やフェノバルビタールは酸性薬であるが、これらの薬の過量投与による中毒時には炭酸水素ナトリウムを投与して尿をアルカリ化（forced alkaline diuresis）させることで中毒を軽減させることが試みられる。これはアルカリ性尿では酸性薬は尿細管からの再吸収が減少して尿中排泄量が増え、その結果血中薬物濃度が低下することに基づく。

尿細管における薬の分泌、再吸収は、腎機能障害時には糸球体濾過に比例して低下するために、腎不全患者では糸球体濾過値を指標として腎排泄型薬の投与量や間隔を調節して差し支えない。

❷ 胆汁への排泄

胆汁は成人では1日あたり700～1,200ml分泌されている。胆汁中に排泄される薬の条件としては、分子量が500～1,500程度で中程度脂溶性であることが挙げられる。分子量が小さ過ぎたり、脂溶性が高い薬は毛細胆管内に分泌された後、肝細胞に再吸収されるので胆汁への排泄は少ない。

臨床的に薬の胆汁排泄が重要となるのは、胆道感染症において抗菌薬の胆汁への移行性を考慮する場合である。表11に比較的胆汁への移行性が良好

表11．胆汁中への排泄が多い抗菌薬

抗菌薬	最高胆汁中濃度／最高血清中濃度比	抗菌薬	最高胆汁中濃度／最高血清中濃度比
ペニシリン系		モノバクタム系	
アモキシシリン	1.0～30	アズトレオナム	1.15-4.05
アンピシリン	1.0～30	フルオロキノロン系	
ピペラシリン	1.0～60	シプロフロキサシン	28～45
ベンジルペニシリン	5.0	ロメフロキサシン	7.0
セファロスポリン系		マクロライド系	
セファレキシン	2.16	アジスロマイシン	高度
セファマンドール	3～4	クラリスロマイシン	70
セフォキシチン	2.8	その他	
セフィキシム	8.0	クリンダマイシン	2.5～3.0
セフォペラゾン	8～12	ドキシサイクリン	2～32
セフトリアキソン	2～5	ミノサイクリン	2～32
セフポドキシム	1.15	テトラサイクリン	2～32
		リファンピシン	100

胆汁中濃度が血清中濃度と等しいかそれを超えるものを示した。

な抗菌薬を示す。ここに示した薬の多くは前述の条件に該当する。

　胆汁中に排泄された薬が腸管から再吸収され、いわゆる腸肝循環を示す場合がある。抱合体は腸内細菌による脱抱合を受け、再び消化管から吸収される。一般には経口投与後4〜5時間程度で血中薬物濃度が再上昇を示す場合、その可能性を考える。

❸ 乳汁への排泄

　薬物排泄経路としての乳汁への分泌は、全体からみればその関与は僅かであるが、臨床的には母乳栄養の際の児への移行が問題となることがある。乳汁中への薬の分泌は腎尿細管での再吸収と同様、脂溶性の高いものほど、また水溶性の薬はpH分配律によって弱塩基性のものが非解離型となり分泌されやすい（乳汁のpHは6.8〜7.0で弱酸性）。母体がある薬の投与を必要とし、その薬の乳汁中への排泄が多く児への影響が無視できない場合には人工栄養に切り替えるべきである。

（杉本孝一）

●CHAPTER 3 有害反応

1 有害反応とは、副作用とは

　有害反応とは"疾病の予防、診断または治療の目的でヒトに使用した投与量によって生ずる、望ましからざる、かつ意図しない薬物による反応"と定義される。一般的には副作用とほぼ同義と考えてよいが、厳密にはニュアンスが多少異なる。つまり、投与されたヒトの立場にたって望ましくない反応をすべて有害反応というのに対して、薬の主な薬理作用以外のものを（有害、有益にかかわらず）副作用と呼ぶ。

　薬は、生体にとって"異物"であり、有害反応の起こる可能性がないと断言できるものはない、といってよい。また、その反応も一様ではなく、さまざまな形で現れる。ここでは、主に典型的な症状について説明し、さらに日常診療でよく使用する薬ごとの有害反応について説明する。

2 アレルギーによる有害反応

❶ 薬物性ショック

　Ⅰ型アレルギー反応によるアナフィラキシーショックである。その機序は、①抗原となる薬物に対して特異的なIgEが産生され、肥満細胞や好塩基球細胞表面に結合する、②再度同じ抗原に曝露されて膜にある抗体と結合すると、これらの細胞からヒスタミン、ロイコトリエンなどが大量に放出される、③その結果末梢血管透過性が急激に亢進し、ショックとなる、というものである。また、アナフィラキシーを起こしやすい薬としては、ペニシリン系抗生物質、ヨード系

表1．アナフィラキシーを起こしやすい薬

| ペニシリン系抗生物質 |
| ヨード系造影剤 |
| 麻酔薬、 |
| 非ステロイド系抗炎症薬 |
| など |

造影剤、麻酔薬、非ステロイド系抗炎症薬など多岐にわたる（表1）。

◨臨床症状
　ⅰ）前駆症状
　薬の投与から短時間のうちに、口唇や手足のしびれ感、冷感、心悸亢進が出現する。
　ⅱ）理学所見
　蕁麻疹、血管浮腫などを生じる。**嗄声が出現してきた場合には喉頭浮腫が疑われる。重篤例では血圧低下、喘息様の呼吸困難、などを急激に生じる。**頻度としては多くはないが、処置を誤ると重篤となり得る。

◨一般的な治療法
　原因と考えられる薬をまだ投与している場合には速やかに中止するとともに、必要に応じて気道確保、呼吸補助を行う。喉頭浮腫が強く気管内挿管が困難な場合には気管切開を行う。また、緊急時には注射針（16〜18G）を輪状軟骨と甲状軟骨の間から2〜3本挿入するだけでも十分である。さらに血管を確保するとともに、1号輸液を投与する。
　ⅰ）**血圧低下に対して**
　　　　エピネフリン（1/2アンプル）皮下注射
　即効性があり第一選択薬である。15〜20分で効果が減弱するために適宜追加する。
　　さらに
　　　　ドパミンの持続静脈内投与（5〜20mg/kg/hr）
を行う。
　ⅱ）**喘息様呼吸困難に対して**
　　　　ネオフィリン（成人では250mg）＋5％ブドウ糖20m*l* 5分以上かけて
　　　　静脈内注射　その後250mgを2〜3時間で点滴静脈内注射
　即効性はないが
　　　　ヒドロコルチゾン（成人では500〜1,000mg）静脈注射
により、炎症軽減が期待される

3 予 防 法

詳細な病歴、薬剤アレルギー歴を聴取することにより、該当薬投与を未然に防ぐことができる場合がある。また、造影剤や抗生物質ではテスト投与や皮内反応を予め行うことがあり、重要な情報となりうる。但し、これらのテストで陰性でも、本投与の時にアナフィラキシーが起こる場合もあり、完全ではない。

4 原因薬の特定

急性発作が改善されたあとにも、その後の再発作を防ぐために原因薬の特定が大切である。これには DLST が用いられることがある。しかし現実には疑陽性など判断に困ることもある。

❷ 薬　　疹

薬の投与によって生じた皮膚、粘膜病変であり、全身性のことが多い。皮疹の形態もさまざまである。機序としては、大部分がアレルギー反応によるが、一部の蕁麻疹型薬疹では過量投与による薬が真皮細胞内に蓄積することによる。

1 病型による分類（表2）

ｉ）播種状紅斑丘疹

全身に、小型の紅斑、丘疹が多発する。薬疹の中でも頻度は最も高く原因薬としてはペニシリン、セフェム系抗生物質などさまざまなものが知られている。感作に要する期間（最初の薬服用から発疹出現までの期間）は通常1〜2週間とされており、この間の薬服用歴を丹念に調査する必要がある。

表2．薬疹の病型と原因となる薬

播種状紅斑丘疹	抗生物質、NSAIDS、アロプリノール、フェニトイン
蕁麻疹	ワクチン類、ペニシリン系抗生物質、NSAIDs
中毒性表皮壊死症 (Toxic Epidermal Necrosis, 　TEN；Lyell 症候群)	NSAIDs、抗生物質
皮膚粘膜眼症候群（Stevens- 　Johnson 症候群）	ペニシリン系抗生物質、NSAIDs、フェニトイン、 ヒドララジン、シメチジン、金製剤

ⅱ）蕁　麻　疹

　瘙痒を伴った紅斑、膨隆疹が多発する。１型アレルギーによることが多く、薬服用から１〜２時間で発症することが多い。

　ⅲ）中毒性表皮壊死症（Toxic Epidermal Necrosis, TEN；Lyell 症群）

　皮膚全体にびまん性の発赤、水泡形成、びらんが起こる。表皮が壊死を起こすため、全体に浮き上がっているようにみえる。また、病変部を指でこすると皮膚が容易にむけて、びらんを形成する（Nikolsky 現象）。口腔内粘膜などにも同様の所見がある。TEN の原因としては、ほぼ全例が薬や毒物によるものである。発熱を伴うことも多く、重症の薬疹である。

　ⅳ）皮膚粘膜眼症候群（Stevens-Johnson 症候群）

　全身の皮膚に多型浸出性紅斑様の皮疹が多発し、紅斑の中央に水泡を伴うことが多い。口唇、口腔内などにも同様の所見を伴う。眼球粘膜の充血、眼脂増加などもみられる。このような皮疹も原因の約半分が薬や毒物であるとされている。発熱はほぼ必発であり、TEN とともに重篤な薬疹である。

❷薬疹の一般的な治療法

　ⅰ）原因薬剤を中止する

　重症疾患の加療、生命維持などの理由で代替薬が必要な場合には化学構造の異なるものをなるべく選択する。

　高度のびらんや粘膜疹、発熱など全身症状のある例では皮膚科専門医へ紹介する。それが困難な場合には入院のうえ、次の治療を開始する。

　ⅱ）補　　液

　発熱などのため脱水になっていることが多く、１号輸液などにより補正する。

　ⅲ）二次感染の予防

　TEN などでびらんが多発している場合には、消毒のあと抗生物質軟膏をガーゼに伸ばして貼付し、びらん面からの二次感染を予防する。これは熱傷に準じた処置である。

　ⅳ）**副腎皮質ステロイドの全身投与**

　　　メチルプレドニゾロン 500mg

　TEN、Stevens-Johnson 症候群では初期にステロイドの大量投与が有効とされる。

しかし、感染症などの新たな有害反応の出現にも注意する。
　なお、発熱に対して新たに非ステロイド系抗炎症薬を投与すると、交叉反応によって薬疹を悪化させることもあり、できるだけ避けるべきである。

3 各臓器別有害反応

　有害反応の表現型は多岐にわたるが、頻度の高いものについて説明する。

❶ 中枢神経障害

　薬剤惹起性精神障害はすべての薬で起こりうる。特に重要なものは副腎皮質ホルモンとインターフェロンによるものである。

■1副腎皮質ホルモンによる精神障害（ステロイド精神病）
　5〜20％に起こり、特に大量投与時（パルス療法など）および女性に多い。
　ⅰ）症　　状
　躁状態（多弁、上機嫌、気分易変、興奮など）および抑うつ状態、幻覚、せん妄など。
　ⅱ）治　　療
　可能な限りステロイドを漸減する。他の免疫抑制薬への変更も行われる。以下の向精神薬を対症療法的に使用する。
【向精神薬による対症療法】
　　ⓐうつ状態に対して
　　　マレイン酸フルボキサミン（ルボックス®）　75〜150mg　分3
　　　塩酸ミアンセリン（テトラミド®）　30〜60mg　分3
　　　炭酸リチウム（リーマス®）　200〜400mg　分2
　ステロイドによる場合にはリーマス®がよい
　　ⓑ躁状態に対して
　　　炭酸リチウム（リーマス®）　200〜400mg　分2
　　　ハロペリドール（セレネース®）　1.5〜3.0mg　分3
　　ⓒ幻覚、妄想に対して
　　　ハロペリドール（セレネース®）　1.5〜3.5mg　分2

2 インターフェロンによる精神障害

全身倦怠感を伴い意欲活動性が低下することが多く、時に自殺企図なども生じる。

治療としては、IFN を中止、減量または IFN α から IFN β への変更も行うことがある。以下の向精神薬を対症療法的に使用する。

3 向精神薬の有害反応

向精神薬を用いると、鎮静、筋緊張低下作用により眠気、脱力、だるさなどがみられる。それ以外の精神症状として以下のものが重要である。

ⅰ）急性ジストニア

ハロペリドールなど高力価向精神薬を初回投与した場合に、投与開始から数日以内に出現することが多い。

・症状：眼球上転、首の姿勢異常（斜頸など）、舌突出などの不随意運動
・治療：薬の中止および低力価薬への変更（チオリダジン®、スルピリド®など）

救急的な処置として

ビペリデン（アキネトン®）　5 mg　筋注

塩酸ヒドロキシジン（アタラックス P®）　25mg　筋注

ⅱ）悪性症候群

ⓐ原因薬：抗ドパミン作用のある薬（フェノチアジン系薬、ブチロフェノン系薬、メトクロプラミドやスルピリド）の大量服用。抗パーキンソン薬を突然中止した場合にも起こる。

ⓑ症状：高熱、意識障害、錐体外路症状（筋剛直、無動、嚥下障害）自律神経症状（発汗、血圧変動など）

ⓒ治療：直ちに原因となる向精神病薬を中止するが、抗コリン薬やベンゾジアゼピン系薬は継続投与が望ましい。

・高熱に対して全身冷却（氷、アルコールなどによる）
・脱水に対して十分な補液を行い、ミオグロビン血症による腎不全に対しては人工透析が必要なこともある。
・特異的な治療法として

ダントロレンナトリウム（ダントリウム®）　20mg　筋注

表3．薬剤性肺疾患の病型と原因となる薬

急性間質性肺炎	アミオダロン、ブレオマイシン、小柴胡湯、インターフェロン、G-CSF、TNF、IL-2、
急性好酸球肺炎	カプトプリル、ペニシリン系抗生物質、柴朴湯、小柴胡湯、シンバスタチンなど
BOOP （器質化閉塞性細気管支炎）	金製剤、ペニシラミン、シクロフォスファミド、メソトレキセート、サラゾピリンなど

または
メシル酸ブルモクリプチン（パーロデル®）　7.5～15mg　分3

❷ 呼吸器障害

　呼吸器系の有害反応としては間質性肺炎、PIE（pulmonary infiltration with eosinophilia）症候群などがあり、中でも間質性肺炎の頻度が高い。機序としては活性酸素によるものや、アレルギー反応によるものなどが考えられる。

　ⅰ）症　　状
呼吸困難、咳そうが約半数にみられ、発疹を併発することが多い。
　ⅱ）原　因　薬
表3に示すような抗腫瘍薬や免疫抑制薬が多い。近年、小柴胡湯、アミオダロン、インターフェロンによるものも増えている。
　ⅲ）治　　療
原因薬の中止とともに重症化した例では副腎皮質ステロイドの投与が行われる。

　　　メチルプレドニゾロン　500mg×3日点滴静脈内注射
　　のあと
　　　プレドニゾロン　40mgより漸減

❸ 消化管障害

　消化管障害はほとんどが薬理作用によるもので、アレルギー反応によるものは少ない（表4）。
　食道潰瘍は錠剤やカプセル（特にドキシサイクリンやNSAIDs）を水なしで服用し、薬が胃へ到達する前に溶出した場合に起こることが多い。
　胃障害を起こす薬も多い。特にNSAIDsはCox-1およびCox-2の非特異的

表4. 薬剤性消化管障害の病型と原因となる薬

食道潰瘍	ドキシサイクリンやNSAIDs
胃潰瘍	NSAIDs
偽膜性腸炎	クリンダマイシン、セフェム系抗生物質
急性出血性大腸炎	ペニシリン、セフェム系抗生物質

阻害によりプロスタグランジン合（PG）合成を阻害するために粘膜血流を減少させ胃潰瘍を起こす（図1）。これに対しCox-2阻害薬（トピックス）は炎症部位におけるPG産生を特異的に阻害するため、消化性潰瘍の頻度は低い。

腸障害としては抗生物質による偽膜性腸炎や急性出血性大腸炎の報告が多い。偽膜性腸炎の原因薬としてはクリンダマイシンが有名であるが、セフェ

トピックス

Cox-2阻害薬

シクロオキシゲナーゼ（Cox）はアラキドン酸からプロスタグランジン（PG）の生成を触媒する。現在ではCoxには2種類のアイソフォームがあることがわかっている。第一はすべての細胞に存在し、細胞の恒常性維持のためにPGを産生するものでCox-1と呼ばれる。これに対し、炎症局所において、集まってきた組織球や単球内でPGを産生させて、炎症促進や疼痛の誘発に関与するものをCox-2と呼ぶ（図1）。今までの消炎鎮痛薬はこのCoxを阻害することによって鎮痛効果をもたらすが、胃粘膜のCox-1も阻害するために、粘膜血流量を低下させ、消化性潰瘍を発生させた。しかし、近年、選択的Cox-2阻害薬が開発され、海外では有害反応の発現頻度が低いことが報告されている。現在わが国では、エトドラクがCox-2選択性の高いものとして発売されている。

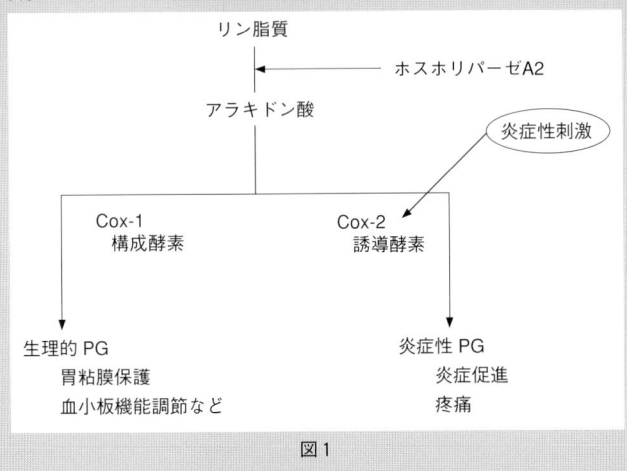

```
                    リン脂質
                      │←── ホスホリパーゼA2
                  アラキドン酸
                      │              炎症性刺激
          ┌───────────┴───────────┐      │
        Cox-1                    Cox-2 ←─┘
        構成酵素                  誘導酵素
          │                        │
        生理的PG                  炎症性PG
        胃粘膜保護                炎症促進
        血小板機能調節など        疼痛
```

図1

表5. 便秘をきたす薬

抗コリン作用によるもの	抗ヒスタミン剤、抗パーキンソン薬、フェノチアジン系抗精神薬
平滑筋弛緩作用によるもの	3環系抗うつ薬、筋遮断薬、MAO阻害薬、α2受容体刺激薬
含まれるカルシウム、アルミニウムによるもの	アヘン類、Ca拮抗薬
神経障害によるもの	ビンクリスチン、刺激性下剤の長期服用

ム系抗生物質などでも起こる。これらの薬を投与開始後10日ぐらいから、水様または血性下痢および腹痛が生じ、隆起した黄白色の偽膜と粘膜固有層の白血球浸潤を認める。起因菌としてはClostridium difficileが多く、これにはバンコマイシンを使用する。

出血性大腸炎はペニシリンやセフェム系抗生物質服用後1〜7日に、下血や粘血便で発症する。大腸粘膜に出血、びらん、膿状分泌を伴う潰瘍がみられる。

これらの治療法としては原因薬の中止とともに、一般的な消化性潰瘍または腸炎の治療を行う。

腸管運動を抑制する薬は、便秘、偽性腸閉塞、宿便性潰瘍をきたす（表5）。

❹ 血液障害

薬剤性の血液障害としては、造血器障害と血液凝固障害などがある。造血器障害としては貧血、顆粒球減少、血小板減少などが起こる。発現機序には、過敏症様反応によるもの（例：抗甲状腺薬による顆粒球減少）と骨髄への直接作用によるもの（例：抗がん剤投与による顆粒球減少）がある（表6）。治療としては、原因薬の中止とともに、病態に合わせてG-CSF、エリスロポイエチンなどを投与する。

凝固障害としてはヘパリン、ワルファリン、ウロキナーゼなどの過量投与などのほかに、抗生物質を長期投与した場合に腸内細菌によるビタミンK合成減少による凝固異常がある。

表6．薬剤による造血器障害と原因薬物

病型	発現機序	薬
溶血性貧血	免疫性	ペニシリン、セフェム系抗生物質、αメチルドーパ、イソニアジド、メフェナム酸など
	G-6-PD欠損性貧血	サルファ剤、抗マラリア薬
再生不良性貧血	免疫性	クロラムフェニコール、トリメタジオン、金製剤フェニルブタゾン、フェニトイン、カルバマゼピン、フルルビブフェン、ヒスタミン（H）2受容体拮抗薬　イミペナム/シラスタチン、チクロジピン
	骨髄毒性	ブスルファン、シクロフォスファミド、6-MP、メトトレキセートなど
巨赤芽球性貧血	核酸代謝阻害	メトトレキサート、メルカプトプリン、トリメトプリムなどの葉酸拮抗薬フェニトイ、トリアムテレン、コルヒチン、経口避妊薬フェノバルビタール
顆粒球減少	免疫性	再生不良性貧血の原因薬剤のほかにサルファ剤、フェノチアジン、プロピルチオウラシル、メチマゾール、カプトプリル
	骨髄毒性	再生不良性貧血と同様
血小板減少症	免疫性	再生不良性貧血の原因薬剤のほかにヘパリン、バルプロ酸キニジン、利尿薬、メチルドパ、プロピルチオウラシル、カルベニシリンインターフェロン、ガンシクロビル
	骨髄性	再生不良性貧血と同様

❺ 肝障害

　薬による肝障害の頻度は意外と高い。機序としてはアレルギー反応によるものが主であるが、薬の直接作用（肝毒性）によるものもあり投与する場合には知っておくべきである。原因薬としては、抗生物質、NSAIDsなどが多いが、すべての薬が原因となりうる。

　遺伝的にある種の肝薬物代謝酵素に欠損のある人では、特定の薬を使用した場合に血中薬物濃度が異常に上昇し、肝障害をきたしやすいことが知られている（表7）。

　また、肝毒性のある薬を併用したときには、個々の薬物投与量が多くなくても肝障害を起こすことがある。例えばアセトアミノフェンは過量投与（8～10g）で肝障害を示すが、アルコール長期摂取またはINH長期服用者では

表 7. 薬物代謝酵素の変異に関連した薬剤性肝障害と原因となる薬

チトクローム P450　2D6 欠損	マレイン酸ベルヘキシリン
フラビン含有モノオキシゲナーゼ欠損	クロルプロマジンによる胆汁うっ滞
チオプリンメチルトランスフェラーゼ欠損	アザチオプリン、6－メルカプトプリンによる黄疸
Nアセチルトランスフェラーゼ2型活性低下者（Slow acetylator）	スルフォナミド、ヒドララジンによる肝細胞障害
Nアセチルトランスフェラーゼ2型活性亢進者（rapid acetylator）	INH による肝障害

2 g以下の投与でも同様の肝障害を示すことが多く、注意を要する。

1 臨床的な病型

・肝細胞障害型--- 肝細胞の変性壊死およびトランスアミナーゼの上昇を認める
・胆汁うっ滞型--- 胆汁流出障害および胆道系酵素とビリルビン上昇を認める

に分けられる。

2 症　状

発熱、発疹が約半数にみられる。黄疸、皮膚瘙痒感が胆汁うっ滞型ではみられることが多い。好酸球数や血清 IgE 濃度が上昇する例も多い。

3 治　療

ⅰ）一般療法

原因薬の除去のほかに、臨床症状および肝機能障害の著しいときには、安静および栄養補給を行う。

胆汁うっ滞型で、プロトロンビン時間の延長がみられるときには、

　　ビタミンK（ケーワン®）10mg

点滴静脈注射する。

また、多くの薬物アレルギー型肝障害では、

　　強力ネオミノファーゲン　40ml 静注

も有効である。

ⅱ）遷延する胆汁うっ滞に対して

　　プレドニゾロン　40mg

経過をみながら5日おきに5mgずつ漸減する。抗炎症作用のほかに、胆汁酸非依存性胆汁量を増加させる。但し、無効例もあり、この場合には早期に中止する。

  ウルソデオキシコール酸（ウルソ®）　300mg　分3
  アミノエチルスルホン酸（タウリン®）　3g　分3

この2薬は胆汁分泌促進作用がある。

iii）劇症化

胆汁うっ滞型では少ないが、肝細胞障害型では劇症化の可能性がある。判定および治療法は急性ウイルス性肝炎による場合と同様であり、血清ビリルビン値の著明な上昇や凝固因子の低下などを伴う。

❻ 腎 障 害

腎障害の発現の頻度も高い。表現型としては、表8のように分けられる。

❶ 用量依存性に急性腎不全を起こすもの

ⅰ）腎前性腎不全型

輸入細動脈の狭窄により、糸球体、尿細管の広範な障害をきたすもの。
  例：造影剤、シクロスポリン、ACE阻害薬、NSAIDs

ⅱ）急性尿細管壊死（ATN）型

濾過された薬が直接、尿細管で吸収されて障害を起こすもの。尿中β_2-MG、NAGなどの尿細管性蛋白が増加する。
  例：アミノ配糖体、シスプラチン、抗生物質、NSAIDs

表8．薬剤性腎障害の病型となる原因薬

用量依存性	
腎前性腎不全型	造影剤、シクロスポリン、ACE阻害薬、NSAIDsなど
急性尿細管壊死型	アミノ配糖体、シスプラチン、抗生物質、NSAIDs、シクロスポリン、アロプリノール、H_2-阻害薬など
尿細管閉塞型	メソトレキセート、アシクロビルなど
尿細管障害型	アンフォテリシンB、リチウム、コルヒチンなど
アレルギー反応性	
間質性腎炎型	ペニシリン、NSAIDsなど
ネフローゼ型	d-ペニシラミン、金製剤、カプトプリル、リファンピシンなど

ⅲ）尿細管閉塞型

　抗がん薬による化学療法によって死滅したがん細胞から産生された尿酸が血中に増加し、これが糸球体で濾過された後、尿細管中で析出し尿細管を閉塞させる。

　　例：メソトレキセート

ⅳ）尿細管障害型

　遠位尿細管に取り込まれ、腎性尿崩症を起こす。

　　例：アンフォテリシンB、リチウム

2 アレルギー反応によるもの

ⅰ）間質性腎炎型

　薬を服用後1～2週で発症し発熱、血尿とともに、非乏尿性腎不全を示すことが多い。湿疹を伴うことも多く、血中および尿沈渣中に好酸球が増加する。発症2～3日目のGaシンチでは両腎に集積がみられることが、急性尿細管壊死との鑑別点になる。

　　例：ペニシリン、NSAIDs

ⅱ）ネフローゼ型

　薬がハプテンとなり免疫複合体を形成し、これが糸球体基底膜に結合し、膜性腎症を呈することがある。

　　例：d-ペニシラミン、金製剤、カプトプリルなど

3 腎障害の一般的な治療法

　まず、原因と考えられる薬を可能な限り中止する。

　脱水、血圧低下など腎障害を助長する因子を是正し、全身管理をする。補液や利尿薬によって尿量を確保する。薬によっては血液透析や吸着を行う。

　また、アレルギー性の障害では副腎皮質ステロイドを短期大量に使用する。

　　メチルプレドニゾロン　500mg×3日点滴静脈内注射のあと

　　プレドニゾロン　40mgより漸減

4 臨床上よく使用する薬剤の有害反応

❶ 副腎皮質ホルモン

　ステロイドの有害反応を表9に示す。通常 Major adverse effects と Minor adverse effects に分けられる。出現頻度は投与量や製剤によっても異なるが、Major adverse effcets の頻度は約10%とされる。これらが出現した際には、直ちに注意深くステロイドの減量や中止を目指す。また、感染症や耐糖能悪化に対して、抗生物質やインスリンを併用する。Minor adverse effects に対しては、対症療法で乗り切れることもある。ステロイドを長期に使う必要のある場合には、なるべく維持量を減らすよう努力するべきである。維持量がプレドニン換算で10mg以下の場合は有害反応の出現頻度と重症度は低い。また、有害反応を減らす目的で、隔日投与なども行われている。

❷ NSAIDs

　NSAIDs の有害反応のうち最も多いものは胃腸障害であり、約10%とされる。これに対して薬の減量、中止とともに H_2-阻害薬やプロトンポンプ阻害薬などの併用で対処する。また、Cox-2阻害薬（52頁トピックス）への変更も行われる。次に多いのが腎障害であり、一般的に半減期の長い薬をもともと腎機能障害のある患者に使用した場合に起こりやすい。
　肝障害を認めるときには、化学構造の簡単なものに変更すると改善することがある。また、アスピリンで生じることが有名な喘息は、アスピリン以外の NSAIDs でも起こることがあるので注意する（表10）。

表9．副腎皮質ホルモンの有害反応

Major adverse effects	感染症の誘発、副腎不全、消化性潰瘍、糖尿病、精神障害、血栓症、骨粗鬆症や大腿骨頭壊死、低身長、動脈硬化
Minor adverse effects	浮腫、高血圧、多毛、白内障、緑内障、月経異常、白血球増多、満月様顔貌、中心性肥満など

表10．NSAIDs の主な有害反応

過敏症、ショック
嘔吐、下痢、口内炎、消化性潰瘍
浮腫、腎不全
高血圧、血管炎、動脈管の早期閉塞
肝障害、膵炎
出血傾向、骨髄障害、溶血性貧血
眠気、耳鳴り、無菌性髄膜炎
喘息

表11．薬剤を長期投与後に中止したときに出現する有害反応

ステロイド	── 副腎不全、脳圧亢進
3環系抗うつ薬	── うつ症状の悪化
クロニジン	── 血圧の急上昇
β遮断薬	── 狭心症
抗パーキンソン薬	── 原病の悪化
麻薬	── 精神症状の出現

5 薬の中止による有害反応

　薬を使用することによる有害反応の他に、薬を突然中止することによる有害反応もある（表11）。いずれも比較的長期間使用した場合に起こる。有名なものとして、麻薬中止時の精神障害、抗パーキンソン薬中止時の悪性症候群や、ステロイド中止時の副腎不全などがある。ステロイドについてはプレドニン換算で5〜7.5mg/日を数日間服用しただけで、突然中止すると副腎不全を起こすことがある。さらに、副腎不全に対しては中止時以上の大量のステロイド投与が必要となってしまうので注意が必要である。

（鶴岡秀一）

CHAPTER 4

薬物相互作用

はじめに

　1993年、ソリブジンとの併用によって5-フルオロウラシル系抗がん薬（5-FU）による死亡が多発し、大きな社会問題となったことは記憶に新しい。図1にその相互作用の機序を示す。体内に吸収された5-FUはジヒドロピリミジン・デヒドロゲナーゼ（DPD）の働きで約80%は代謝され、残りの約20%は未変化体として抗がん作用を示す。一方、ソリブジンの一部は腸内細菌の働きでブロモビニルウラシル（BVU）となり、体内に吸収された後、DPD活性を抑制するために、5-FUの代謝を阻害する。このように、ソリブジンと5-FUを併用することによってBVUが5-FUの代謝を阻害し、5-FUが生体内に蓄積した。その結果致死的な有害反応を誘発したものと考えられる。このように、稀ではあるが薬物相互作用によって重篤な有害反応が生じることがあり、薬物を併用する際には注意を要する。

　薬物相互作用は血中薬物動態の変化を伴う薬物動態学的相互作用と伴わない薬力学的相互作用に分けることができる。薬物動態学的相互作用は生じる

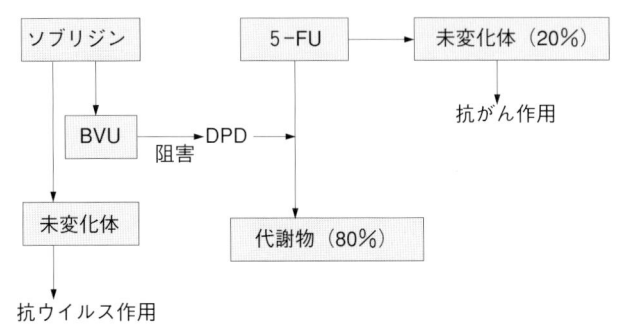

図1．ソリブジンと5-FUの相互作用

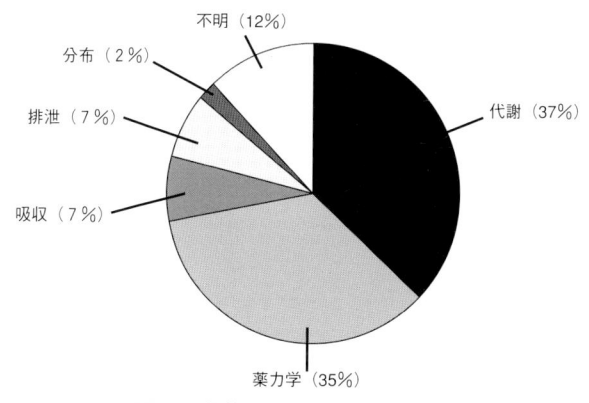

図2．薬物相互作用の生じる部位
（千葉　寛：ファルマシア　31，p992，1995より引用）

部位（吸収、分布、代謝、排泄）によってさらに細分化されるが、これらのうちで代謝部位における相互作用が最も多い（図2）。

以下に薬物相互作用の機序をまとめる。

1 薬物動態学的相互作用

❶ 吸収部位における相互作用

■1 消化管内pHの変化

　弱酸性および弱塩基性薬物のイオン化率はpHの影響を大きく受け、弱酸性薬物ではpHが低ければ低いほど（より酸性）、一方、弱塩基性薬物ではpHが高ければ高いほど（よりアルカリ性）非イオン型薬物の占める割合は大きくなる（図3）。イオン型薬物よりも非イオン型薬物の方が脂溶性が高いために腸管から吸収されやすい。したがって、制酸薬によって消化管内pHをよりアルカリ性にしたときには、弱酸性薬物の吸収は低下し、弱塩基性薬物の吸収は亢進することがある。

■2 胃内容排泄速度の変化

　多くの薬物は主として小腸から吸収されるために、胃内に停まる時間が短

```
より酸性  ←――  pH  ――→  よりアルカリ性

弱酸性薬物（非イオン型）大きい  ←――――  小さい

弱塩基性薬物（非イオン型）小さい  ――――→  大きい
```

図3．非イオン型薬物の割合に及ぼすpHの影響

い（胃内容排泄速度が大きい）ほど速やかに吸収され、血中薬物濃度が高くなることがある。例えばメトクロプラミドは消化管運動を亢進させるが、この薬物とテオフィリンを併用した場合、血中テオフィリン濃度が著しく上昇し有害反応の出現頻度が3倍に増加したと報告されている。一方、β遮断薬やモルヒネは胃内容排泄速度を遅くするために併用薬の血中濃度を低下させることがある。

3 複合体形成

イオン交換樹脂であるコレスチラミンは多くの薬物と複合体を形成し、併用薬の吸収を低下させる。また、テトラサイクリン類やキノロン系抗菌薬はアルミニウム、鉄、マグネシウムなどと複合体を形成するために吸収が低下する。例えばキノロン系抗菌薬であるオフロキサシン・エノキサシンあるいはノルフロキサシンと水酸化アルミニウムを併用すると、血中薬物濃度が著しく低下することが明らかにされている。

4 腸内細菌叢の変化

腸内細菌はいくつかの薬物を分解するが、抗菌薬投与によって腸内細菌叢を乱した結果、血中薬物濃度が変化することがある。例えばジゴキシンは腸内細菌によって分解されるが、抗菌薬を併用すると血中ジゴキシン濃度が上昇することがある。一方、経口避妊薬に含まれているエチニルエストラジオールは肝で代謝（抱合反応）された後、胆汁中に排泄されるが、腸内細菌の働きで元の未変化体になり体内に再吸収される。しかし、抗菌薬を併用すると再吸収されるエチニルエストラジオール量が減少するために血中エチニ

ルエストラジオール濃度が低下し、避妊に失敗することもある。

❷ 分布部位における相互作用

　血中では薬物は蛋白と結合している結合型あるいは蛋白と結合していない非結合型として存在している。これらのうち主に非結合型薬物が血管外に移行して組織に分布し薬効を現したり、あるいは肝で代謝されたり腎より排泄されたりする。図4に示すように酸性薬物は主にアルブミンと結合し、塩基性薬物はアルブミンのほかにα_1-酸性糖蛋白と結合する。薬物を併用すると酸性薬物間（薬物Aと薬物B）あるいは塩基性薬物間（薬物Cと薬物D）で蛋白結合における相互作用が生じる。この際置換された薬物（A、C）の蛋白結合率が高いほど臨床上問題となることがある。例えば薬物Bとの併用によって薬物Aの蛋白結合率が99%→97%に減少すると仮定した場合、非結合型が1%→3%と増加し、薬効が増強することがある。また、非結合型薬物が体外に除去（肝代謝、腎排泄）されやすいために置換された薬物の血中濃度が低下し、薬効が減弱することもある。

❸ 代謝部位における相互作用

　経口投与された薬物は吸収されて門脈に入った後、肝を経て体循環に入る。その際、主に脂溶性薬物が肝細胞に存在する薬物代謝酵素チトクロームP450（CYP）やその他の酵素の働きによって代謝される。図5に示すように、脂溶

1）酸性薬物

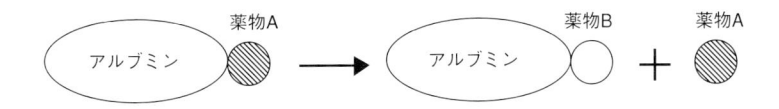

2）塩基性薬物

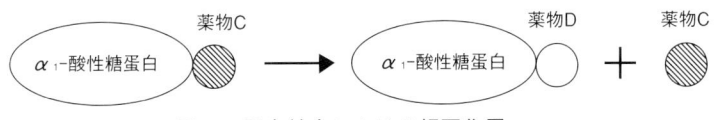

図4．蛋白結合における相互作用

図5．肝における薬物代謝経路

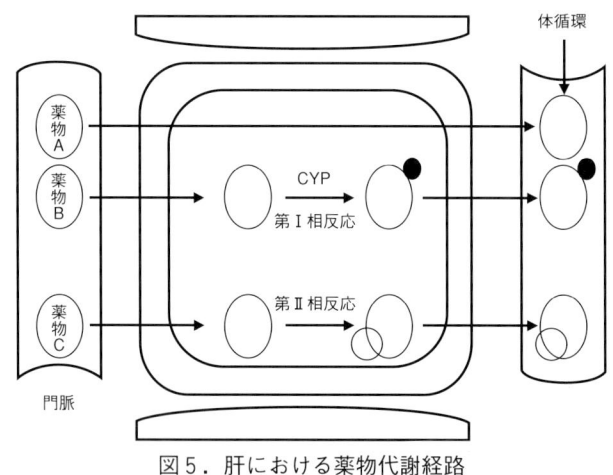

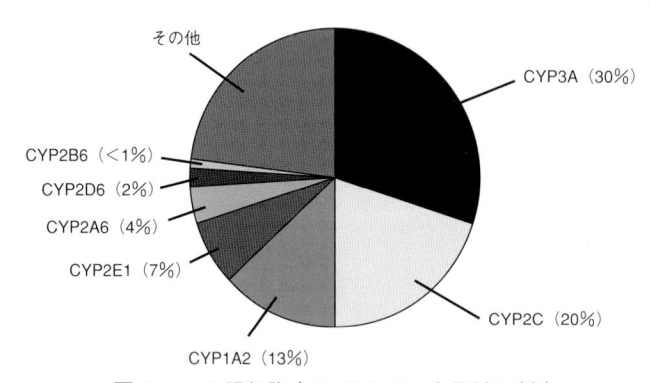

図6．ヒト肝細胞中のCYP450分子種の割合
(Shimada, et al：J Pharmacol Exp Ther 270, p414, 1994 より引用)

性薬物は代謝されずに未変化体として体循環に入る場合（薬物 A）や、代謝された後体循環に入る場合（薬物 B、C）がある。これらのうち薬物 B は CYP の働き（第Ⅰ相反応）により、一方薬物 C はグルクロン酸転移酵素や硫酸転移酵素などの働き（第Ⅱ相反応）により、いずれもより水溶性を増して体外へ排泄されやすい型になる。

　ヒト肝細胞には 40 種類以上の CYP が存在しているが、これらのうち CYP3A が最も多く、次いで CYP2C、CYP1A2 の順であり、以上の3つの分

子種で60％以上を占めている（図6）。また、これらのCYPは多くの薬物代謝に関与している。

■1 代 謝 阻 害

　CYPは基質特異性が低いために、1つの酵素が複数の薬物の代謝に関与している。したがって、同一のCYPで代謝される薬物を2つ以上投与すると互いに影響し合い、これらのうちCYPに対する親和性が強く、かつ代謝されにくい薬物が阻害薬として働く。このような阻害は可逆的である。一方、薬物

表1．CYP3Aで代謝される薬物

睡眠・鎮静薬	トリアゾラム、ミダゾラム
抗不安薬	アルプラゾラム、ジアゼパム、ブロマゼパム
抗うつ薬	イミプラミン、アミトリプチリン
抗てんかん薬	カルバマゼピン、ゾニサミド
抗不整脈薬	アミオダロン、リドカイン、キニジン、プロパフェノン、ジソピラミド
カルシウム拮抗薬	ニフェジピン、ジルチアゼム、ベラパミル、
抗高脂血薬	シンバスタチン
抗ヒスタミン薬	テルフェナジン、アステミゾール
抗潰瘍薬	オメプラゾール
抗菌薬	エリスロマイシン、ジョサマイシン、クラリスロマイシン、ロキスロマイシン
免疫抑制薬	シクロスポリン、タクロリムス
ホルモン・ステロイド類	テストステロン、コルチゾール、プロゲステロン、タモキシフェン、エチニルエストラジオール

表2．CYP3Aを阻害する薬物

抗真菌薬（アゾール系）	ケトコナゾール、ミコナゾール、イトラコナゾール、フルコナゾール
抗菌薬（マクロライド系）	エリスロマイシン クラリスロマイシン
抗潰瘍薬	シメチジン

の代謝物がCYPに結合してCYPを不活化したり、あるいはCYPの産生を阻害することがあり、このような阻害は不可逆的であることが多い。

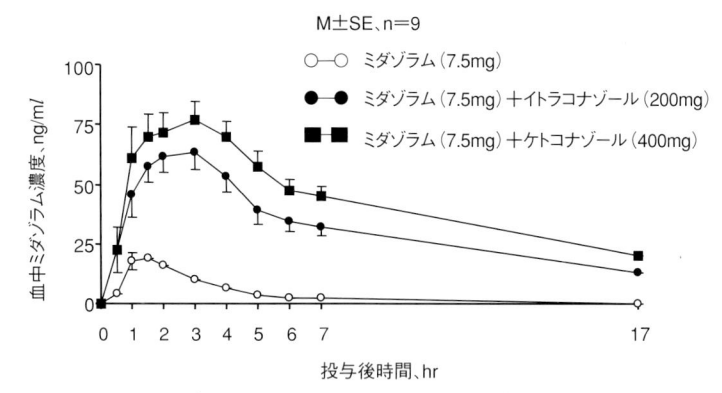

図7．血中ミダゾラム濃度に及ぼすイトラコナゾールおよびケトコナゾールの影響
(Olkkola KT, et al：Clin Pharmacol Ther 55, p481, 1994より転載)

表3．CYP2C（2C9、2C19）で代謝される薬物とCYP2C（2C9、2C19）を阻害する薬物

CYP2C	代謝される薬物		阻害する薬物	
CYP2C9	抗てんかん薬 糖尿病用薬 抗炎症薬	フェニトイン トルブタミド イブプロフェン ジクロフェナック メフェナム酸 ナプロキセン ピロキシカム	サルファ剤	スルファメトキサゾール
CYP2C19	抗不安薬 抗うつ薬 抗潰瘍薬	ジアゼパム イミプラミン オメプラゾール	抗潰瘍薬 抗不整脈薬	オメプラゾール アミオダロン

表4．CYP1A2で代謝される薬物とCYP1A2を阻害する薬物

代謝される薬物		阻害する薬物	
抗うつ薬	イミプラミン アミトリプチリン	キノロン系抗菌薬	エノキサシン ナリジクス酸
筋弛緩薬	フェナセチン		ノルフロキサシン
β遮断薬	プロプラノロール		ピペミド酸
キサンチン誘導体	カフェイン テオフィリン	抗うつ薬	シプロフロキサシン フルボキサミン

表1と表2にCYP3Aで代謝される薬物とCYP3Aを阻害する薬物の一部を示したが、これらの薬物を併用すると薬物相互作用による有害反応が出現する可能性が大となる。例えば睡眠・鎮静薬ミダゾラムと抗真菌薬イトラコナゾールあるいはケトコナゾールを併用することによって血中ミダゾラム濃度が3～4倍上昇し、精神運動活性が著しく低下することが報告されている（図7）。CYP2CあるいはCYP1A2で代謝される薬物やこれらを阻害する薬物も知られている（表3、4）ので、併用するときには十分注意する必要がある。

2 代謝誘導

薬物を反復投与するとCYPを誘導することがある。このようなときにはそれ自体の代謝が亢進するだけではなく、他の薬物の代謝も亢進させ、その結果薬効が減弱することがある。さらに毒性のある代謝物が生成されて有害反応をきたす原因ともなる。CYP3Aを誘導する薬物を表5に示したが、リ

表5. CYP3Aを誘導する薬物―ヒト培養肝細胞を用いた検討―

薬　　物	CYP 3 A 活性比（対照との比較）
リファンピシン	3.7～24.0
デキサメサゾン	3.4～11.7
フェノバルビタール	4.0～33.0
フェニトイン	5.0～8.0
スルフィンピラゾン	6.0
カルバマゼピン	16.0

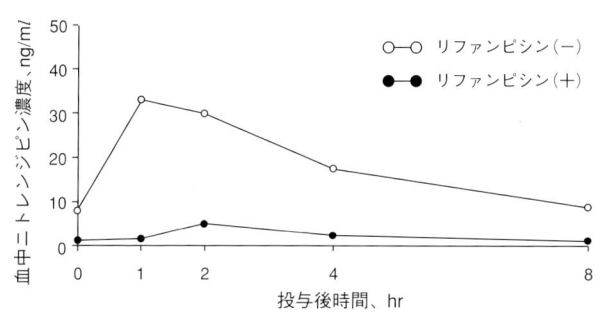

図8. ニトレンジピン 10mg 経口投与後の血中薬物濃度
―リファンピシン 450mg 7日間投与の影響―

(Harada K, et al: Jpn J TDM 14, p266, 1997 より転載)

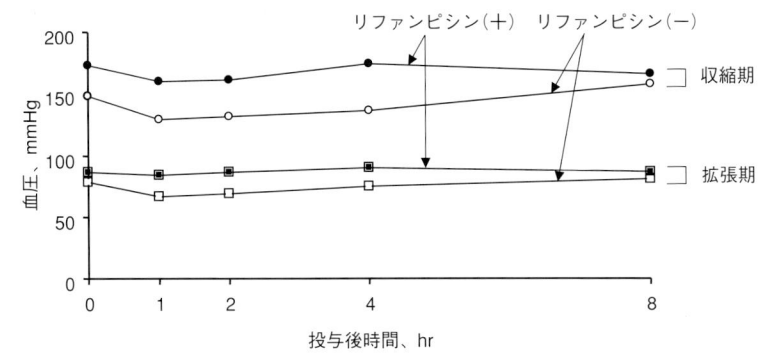

図 9．ニトレンジピン 10mg 経口投与後の血圧
－リファンピシン 450mg 7 日間投与の影響－
(Harada K, et al：Jpn J TDM 14, p266, 1997 より引用)

ファンピシンと Ca 拮抗薬ニトレンジピン（CYP3A で代謝される）を併用したために血中ニトレンジピン濃度が著しく低下し、血圧のコントロールが不良となった高血圧症例が報告されている（図 8、9）。

❹ 排泄部位における相互作用

■1 胆汁排泄

多くの薬物は未変化体のまま、あるいは代謝されて抱合体となって胆汁中に排泄される。その排泄機構として 4 つの輸送系が明らかにされているが、薬物相互作用の観点から P－糖蛋白質を介する輸送系が注目されている。P－

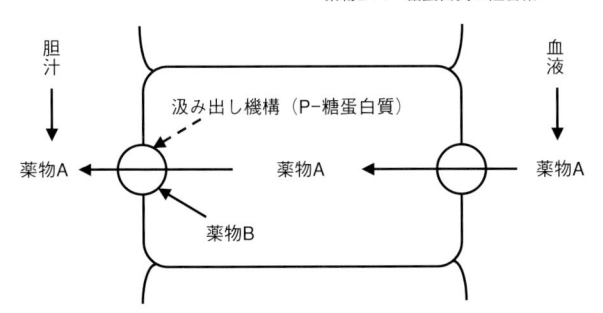

図 10．肝胆管側膜細胞に存在する P－糖蛋白質

表6. 薬物の尿細管分泌に関与する輸送系

輸送系	薬物例
有機陰イオン	フロセミド、インドメタシン、プロベネシド、アシクロビア
有機陽イオン	シメチジン、ジソピラミド、プロカインアミド、キニジン
P-糖蛋白質	ジゴキシン、ドキソルビシン

糖蛋白質とは胆道、腎近位尿細管、血液脳関門などに存在するトランスポーターであり、基質となる物質の排泄に関与している。図10に示すようにP-糖蛋白質の基質である薬物Aは血中から細胞内に取り込まれた後P-糖蛋白質の働きで胆汁中に排泄される。しかし、P-糖蛋白質の阻害作用のある薬物Bと併用すると薬物Aは胆汁中に排泄されにくくなる。例えばCa拮抗薬ベラパミルにはP-糖蛋白質の阻害作用があり、ジゴキシン（P-糖蛋白質の基質）の胆汁排泄を遅延させる。

2 腎排泄

未変化体あるいは代謝を受けた薬物は糸球体濾過や尿細管分泌によって尿中に排泄される。一般的に薬物の分子サイズは小さいが、アルブミンや$α_1$-酸性糖蛋白と結合した薬物は糸球体濾過によって尿中に排泄されにくく、尿細管分泌により排泄される。臨床的に問題となる薬物相互作用は尿細管分泌の過程で生じることが多い。薬物の尿細管分泌に関与する輸送系として有機陰イオン輸送系、有機陽イオン輸送系およびP-糖蛋白質が知られている（表6）。このうち有機陰イオン輸送系あるいは有機陽イオン輸送系で分泌される薬物を2剤以上併用すると競合が生じ、薬物の排泄が遅延する。一方、ジゴキシンなどのP-糖蛋白質を介して分泌される薬物とP-糖蛋白質を阻害する薬物（ベラパミルやシクロスポリンなど）を併用すると、ジゴキシンなどの尿細管分泌が阻害され血中薬物濃度が上昇する。

2 薬力学的相互作用

図2で示したように薬物相互作用のうち血中薬物濃度の変化を伴わない薬力学的相互作用が35%を占めている。これらは薬物を併用することによって

表7．代表的な薬力学的相互作用例

薬物	併用薬	相互作用
ベンゾジアゼピン系抗不安薬	アルコール	抗不安作用増強
アミノ配糖体	フロセミド	腎毒性増強
ワルファリン	アスピリン	抗凝固作用増強
MAO阻害薬	三環系抗うつ薬	MAO阻害薬による有害反応増強
スルフォニル尿素薬インスリン	三環系抗うつ薬	血糖降下作用増強

効果が相加（additive）、相乗（synergistic）あるいは拮抗（antagonistic）するものであり、多くの場合その機序は不明である。表7に代表的な例を示した。

（藤村昭夫）

CHAPTER 5
TDM（治療薬物モニタリング）

1　TDMと血中薬物濃度測定との違い

　TDM（治療薬物モニタリング）には血中薬物濃度測定を行い、その結果に基づいて薬の投与量および投与間隔（すなわち投与速度）を決めるという一連の流れが含まれる。TDMと類似したものとして、従来から「さじ加減」という言葉がある。「さじ加減」とは経験によって裏打ちされた投与速度の調節を指す。もっとも「さじ加減」に用いる情報は血中薬物濃度ではなく、患者から得られる治療効果や有害反応（中毒症状）といった薬理作用を表す指標であり、これに基づいて投与速度の調節を経験的に行うわけである。
　TDMは「さじ加減」をより合理的かつ客観的に行うことを目的として発展してきた。これを支えるものは薬の微量分析技術と薬の体内動態学理論（pharmacokinetics）である。すなわち、厳密な意味でのTDMとはある症例における薬物濃度測定値から個人の体内動態を推定し、推定した体内動態学的パラメータを用いて薬物体内動態理論に基づいた投与計画を立て「治療の個別化」を行うことである。したがって、血中薬物濃度測定値がいわゆる治療域内であるか否かを判断するだけでは、投与速度の調節という意味では、従来の「さじ加減」からあまり進歩していないといわざるを得ない。
　本章ではTDMに必要な薬の体内動態学の基本的な知識とTDMを行う場合の具体的な注意点などについて述べる。

2　薬力学的モニタリングと薬物動態学的モニタリング

　一般にTDMといえば薬物濃度測定値に基づく薬物動態学的モニタリングを指すが、薬の薬理作用を直接的に示す指標を目安として用量の調節を行うことがある。これを薬力学的モニタリング（pharmacodynamic drug monitoring）と呼ぶ。薬物動態学的モニタリングでは体内動態学的パラメー

表1. INRによる治療目標値

術後の深部静脈血栓症の予防、心筋梗塞における静脈血栓塞栓症の予防 静脈血栓症・肺塞栓症の治療 心房細動、心臓弁膜症、生体弁置換例	2.0〜3.0
機械弁置換例	2.5〜3.5

(ACCP consensus, 1998 より引用)

タを用いて薬物体内動態理論に基づいた投与計画を立てることが可能であるが、薬力学的モニタリングにおける用量の調節は実際上トライ・アンド・エラーで行うことがほとんどである。

例えば、ワーファリンはプロトロンビン時間（PT）のINR（International Normalized Ratio）やトロンボ・テストの値を用いて薬力学的モニタリングを行う薬であるが、INRやトロンボ・テストの値からワーファリンの至適投与量を推定することは困難であるので、通常はこれらの値が目標値に安定するまでは測定を頻繁に行い、その結果をみながら用量を調節することが多い。表1にINRの疾患別目標値を示す。

ヘパリンは活性化部分トロンボプラスチン時間（APTT）や全血凝固時間（ACT）を測定しながら投与速度を調節することが多い。低分子ヘパリンはAPTTやACTに及ぼす影響が従来のヘパリンよりも少ないので、これらの指標を用いて投与量の設定を行うことは困難であり注意を要する。

3 薬物動態学的モニタリング（pharmacokinetic drug monitoring）―血中薬物濃度を測定し、その値によって治療効果や有害反応の可能性を推定したり投与量・投与間隔を決定することの基本事項―

臨床ではほとんどの薬は血中薬物濃度測定を行うことなく用いられている。その理由として、以下の事項が挙げられる。①薬の安全域が広い（多少投与量を増やしても用量に依存した有害反応が生じにくい）、②日常臨床で得られるパラメータから薬理効果が容易に判定できる（薬理効果を指標とした薬力学的モニタリングが容易）、③至適治療薬物濃度が明らかでない（血中薬物濃度を測定しても臨床的に意味がない）、④薬が体内に入らず薬理作用を発揮する（血中薬物濃度として測定不可）。

表２．TDM を行う薬の条件
1. 血中薬物濃度と薬理作用（治療効果／毒性）との間に相関関係がある。
2. 科学的に根拠のある治療域が明らかにされている。
3. 治療域が狭い。
4. 簡便かつ信頼性の高い測定法が確立されている。
5. 体内動態の個人差が大きい。
6. 生理機能や病態の変化、あるいは併用薬物によって体内動態が変化し、毒性発現や効果の減少が生じる。

　これらに当てはまらず、かつ表２に示すような条件を満たす場合には、血中薬物濃度の測定を行うことにより薬の効果を推定することが可能となる。さらに薬の中毒を回避するとともに治療効果を最大限に引き出すような至適治療濃度を目標とした投与設計が可能となる。

4　血中薬物濃度測定の目的・条件

❶ 治療効果の確認

　薬を予防的に用いる場合、投与量および投与間隔が適切か否かを確認する必要がある。疾患としてはてんかん発作やある種の不整脈が該当する。これらの症状・所見が安定しているとき、薬の濃度が治療域内にあれば薬の効果により発作が抑制されていることが確認できる。発作が落ち着いていても、予防薬の濃度が治療域より低ければ、それは治療効果というよりは自然経過によるものである可能性が高い。

　また、投与量が十分と考えられるにもかかわらず効果が不十分であるときにも有用である。

❷ 中毒が疑われる場合

　中毒を思わせる症状が発現したとき、これが薬によるものか、あるいは他の原因によるものであるかの判定に用いる。例えば、不整脈はジギタリスの代表的な中毒症状であるが、ジギタリス投与を受ける患者では基礎にある心疾患などのために不整脈を生じることが少なくない。このような場合に血中ジギタリス濃度測定値の情報は、生じた不整脈の治療方針に有用な情報を与える。

❸ 服薬コンプライアンスのチェック

　外来で薬を長期間投与している場合、これまでの血中薬物濃度に比して測定値が極端に変動した場合には原因の1つとして疑う必要がある。

❹ 薬物体内動態の変化が予想される場合

　腎臓や肝臓の機能障害がある場合には、それぞれの臓器によって除去される薬が蓄積したり血中濃度が上昇する可能性がある。このような場合、治療域の狭い薬では血中薬物濃度をモニターして投与量を調節するのが合理的である。

❺ 投与設計

　治療目標濃度に血中薬物濃度を到達させ、それを維持するために体内動態学理論に基づいた投与設計を行う場合。

5 有効血中薬物濃度域（治療域）

　薬物動態学的モニタリングの対象となる薬は、血中薬物濃度と治療効果および中毒作用の出現頻度との間に図1のような関係が成立する。治療効果の出現頻度と毒性の出現頻度を示すS字状曲線が近いほど治療域が狭いことを意味する。治療域の決め方として、ある割合の症例が有効性を示す血中濃度（最小有効濃度：minimum effective concentration）を治療域の下限とし、少数の症例で中毒症状が出現し始める濃度（最小中毒発現濃度：minimum toxic concentration）を上限とするのが一般的である。図2は抗不整脈薬プロカインアミドの血漿中濃度と薬物作用の出現頻度との関係を示したものである。治療の有用性を示す頻度は有効性出現頻度から毒性出現頻度を引いた上向きに凸の曲線で表される。

　すなわち、治療域とは多くの症例において中毒症状を示さず治療効果を現す濃度範囲であるので、これに固執することは場合によっては不適当である。例えば症例によっては治療域内で中毒症状を示したり、あるいは治療域以下でも治療効果が得られる場合があるので、治療域を「目安」として用いつつ症例ごとに注意深い観察が必要となる。

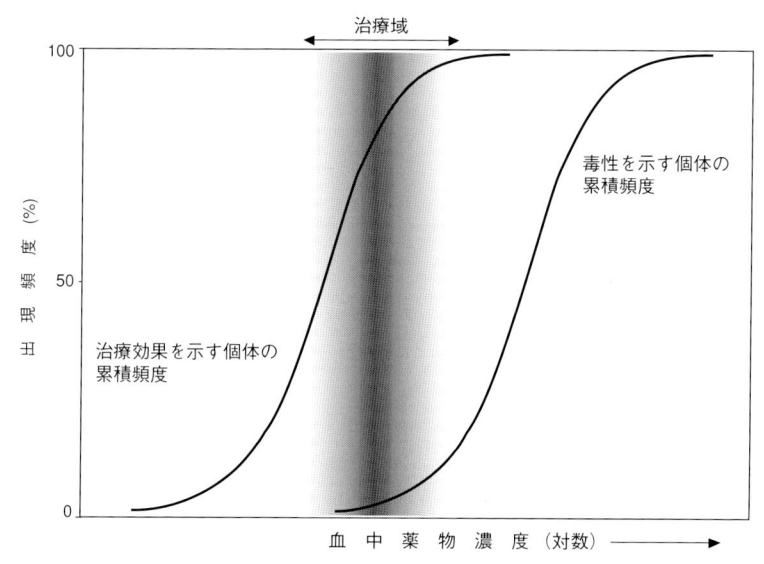

図1．血中薬物濃度と治療効果および毒性の出現頻度との関係

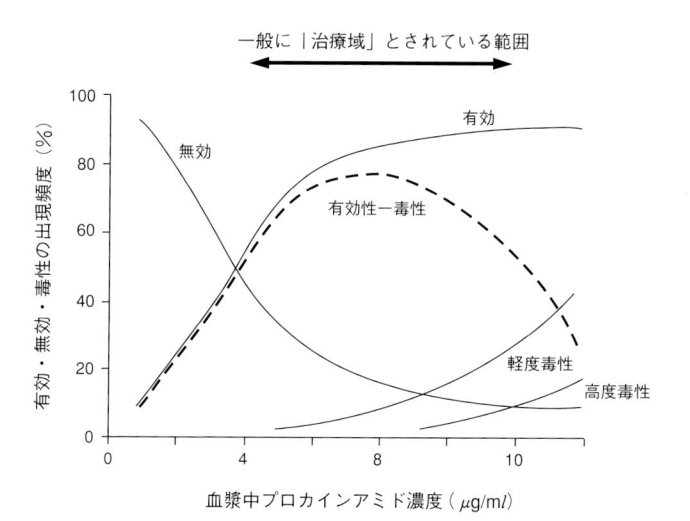

図2．血漿中プロカインアミド濃度と有効性・毒性の出現頻度
(Rowland M, Tozer TN：Clinical pharmacokinetics - Concepts and Applications, 3rd ed, p57, Fig.5-3, 1995, Williams & Wilkins より改変して転載)

6 TDMに必要な薬物体内動態学の基礎知識

　図3に1分画モデル（one‐compartment model）を示す。この最も単純なモデルの前提は、血中薬物濃度がどんなに変化しても血中と組織内の薬物濃度が常に一定の比率で存在することである。言い換えれば、このモデルでは血中から組織への薬の移行（分布過程）に要する時間を考える必要がなく、投与後瞬時に分布が終了すると仮定したモデルである。

　このモデルで必要になる薬物動態学的パラメータは、
　　　分布容積（Vd：volume of distribution）
　　　クリアランス（CL：clearance）
　　　生体内利用率（F：bioavailability）
である。

A. 血管内投与

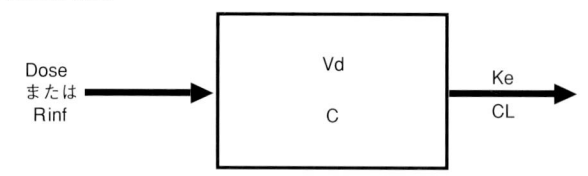

B. 血管外投与

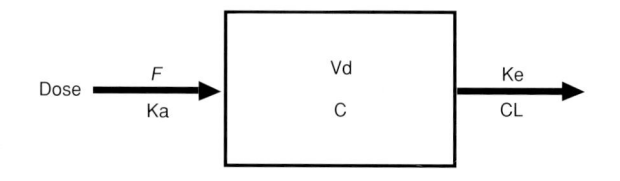

Dose：投与量、Rinf：投与速度、Vd：分布容積、C：血中薬物濃度、
Ke：除去速度定数、CL：クリアランス、F：生体内利用率、Ka：吸収速度定数

図3.1分画モデルの模式図

❶ 分布容積

　分布容積とは、薬の組織への移行の程度を表すパラメータであり、以下のような関係が成り立つ。

　　　体内の薬物総量（A）＝血中薬物濃度（C）× 分布容積（Vd）
　　　　　　　　　　　　　　　　　　　　　　　　　　　　……（1）

　分布容積は薬の体内総量に対する血中濃度との比で表される。すなわち、薬の分布容積が大きければ、その薬は体内組織へ移行する量が多い薬であり、投与された薬の多くは組織中に存在するので比較的血中濃度が低くなる。反対に分布容積が小さければ、その薬は体内組織へ移行する量が少なく、比較的血中濃度が高いことになる。

　まず、瞬時静脈内投与直後の血中薬物濃度（C_0）について考えてみる。

　投与直後の体内総量は静注した投与量（D）と等しいので、

　　　投与量（D）＝投与直後の血中薬物濃度（C_0）×分布容積（Vd）
　　　　　　　　　　　　　　　　　　　　　　　　　　　　……（2）

の関係が成り立つ。すなわち、ある薬を瞬時静脈内投与後、目標とする血中薬物濃度を得るには、その薬の分布容積さえわかっていれば、容易に必要とする投与量を求めることができる。

❷ クリアランス

　瞬時静脈内投与後、薬は一定の速度で体内から除去され、血中薬物濃度は低下する（図4）。

　この血中薬物濃度推移曲線の傾きは薬の除去速度定数（Ke：elimination rate constant）を表す。1分画モデルではこの曲線は片対数グラフ上直線となるので、理論上は除去相において最低2点の測定値があれば、傾きから除去速度定数を求められる。

図中:

除去速度定数 Ke は、

$$Ke = -\frac{\ln C_1 - \ln C_2}{t_1 - t_2}$$

瞬時静脈内投与後 t 時間後の血中薬物濃度 Ct は、

$$Ct = Cmax \cdot e^{-Ke \cdot t}$$

ゆえに、$Cmax = \dfrac{Ct}{e^{-Ke \cdot t}}$

したがって分布容積 Vd は、

$$Vd = \frac{D}{Cmax} = \frac{D \cdot e^{-Ke \cdot t}}{Ct}$$

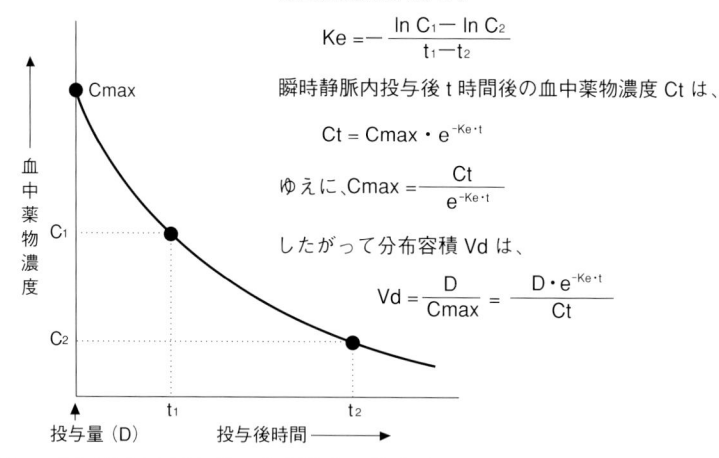

図4．瞬時静脈内投与後の薬物濃度の推移（1分画モデルに当てはまる場合）

$$Ke = \frac{\ln C_1 - \ln C_2}{t_1 - t_2} \qquad \cdots\cdots (3)$$

これを用いて血中除去半減期（elimination half-life, $t_{1/2}$）が算出できる。

$$血中除去半減期（t_{1/2}） = \frac{\ln 2}{Ke} = \frac{0.693}{Ke} \qquad \cdots\cdots (4)$$

また、1分画モデルにおいては以下のような関係が成り立つ。

薬の総クリアランス（CL）＝ 除去速度定数（Ke）× 分布容積（Vd）
$\qquad\qquad\qquad\qquad\qquad\qquad\qquad\qquad \cdots\cdots (5)$

❸ 血中薬物濃度と分布容積との関係

瞬時静脈内投与直後の血中薬物濃度（C_0）と投与終了後 t 時間目の血中薬物濃度（Ct）との間には次のような関係が成り立つ。

$$Ct = C_0 \cdot e^{-Ke \cdot t} \qquad \cdots\cdots (6)$$

よって、投与後 t 時間目の血中薬物濃度（Ct）と Vd との関係は以下の式で表される。

$$Vd = \frac{D}{C_0} = \frac{D \cdot e^{-Ke \cdot t}}{Ct} \quad \cdots\cdots (7)$$

❹ 持続静脈内投与

　薬を一定速度で投与した後、単位時間当たりに体内に入る薬物量と除去される薬物量とが等しくなったとき、血中薬物濃度はプラトー（定常状態：steady state）になる。薬の除去半減期は、薬物投与開始後どのくらいの時間が経過すれば血中濃度が定常状態に到達するかを推測するのに有用である。持続静脈内投与後、血中薬物濃度は図5-Aのような推移を示す。除去半減期の1倍時間経過すると血中薬物濃度は定常状態到達時の50%の血中濃度になる。さらに半減期の3倍時間経過すると定常状態の約90%、5倍時間経過すると約97%とほぼ目標血中濃度が得られることになる。
　同様に、持続静注の途中で投与速度を変更した場合、新たな定常状態に到達するまでに要する時間も推測可能である（図5-B）。
　定常状態時の血中薬物濃度（Css）は以下の式によって表される。

　　持続静注速度（Rinf）＝目標血中濃度×クリアランス（CL）
$$\quad \cdots\cdots (8)$$

したがって、その薬のクリアランスがわかれば目標とする血中濃度から

$$定常状態での薬物濃度（Css）= \frac{持続静注速度（Rinf）}{クリアランス（CL）} \quad \cdots\cdots (9)$$

必要とする持続静注速度（Rinf）が求められる。
　持続静脈内投与を中止した場合、投与中止後の最低2点の測定値から最高血中薬物濃度（Cmax）は瞬時静脈内投与と同様に求められる。
　また、持続静注速度（Rinf）と Cmax との間には以下のような関係があるので、

$$Cmax = \frac{Rinf}{Ke \cdot Vd}(1 - e^{-Ke \cdot t}) \quad \cdots\cdots (10)$$

Vdは、これを変換した以下の式で求められる。

$$Vd = \frac{Rinf}{Ke \cdot Cmax}(1 - e^{-Ke \cdot t}) \quad \cdots\cdots (11)$$

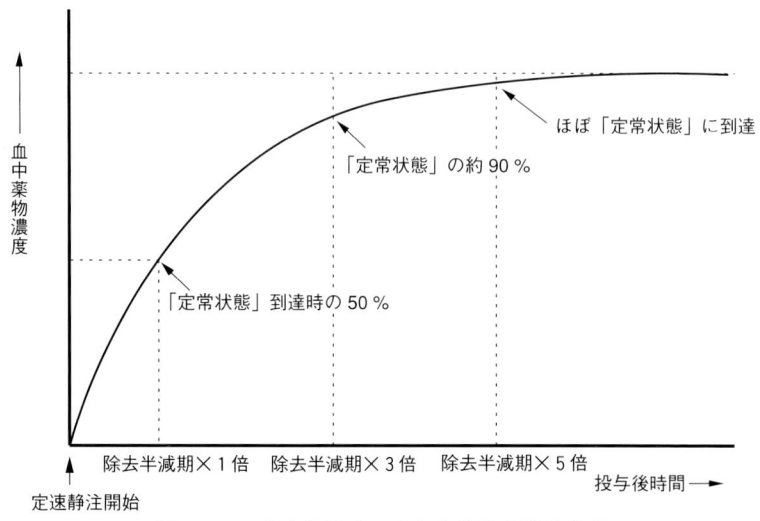

図5-A．定速静注時の血中薬物濃度推移曲線

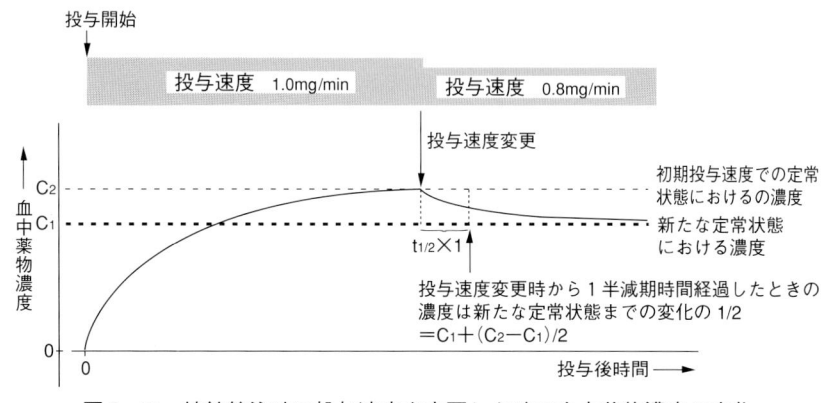

図5-B．持続静注時に投与速度を変更した時の血中薬物濃度の変化

❺ 生体内利用率

　生体内利用率は血管外経路で投与する場合、必須のパラメータである（第2章「吸収・分布・代謝・排泄」参照）。投与量に生体内利用率をかけたものを真の投与量として扱う。

　循環血中の薬の分布平衡が速やかに成立する臓器・組織と、遅い臓器・組織とに分けて考えた方が合理的な場合は、2分画モデル（two‐compartment model）またはそれ以上の分画モデルを適合させる必要があるが、専門的にすぎるのでここでは割愛する。

　近年、パーソナル・コンピューターを用いた薬物動態に関するソフトウエアは比較的簡単なものから高度なものまで種々のグレードのものが入手可能である。以下に主として教育用に用いられる薬物動態学のソフトウエアを示す。インターネットからデモンストレーション版がダウンロード可能なものもあるので興味のある方は参考にされたい。

Boomer（2.7.9）（http//www.boomer.org/）

ModelMaker（4.0）（http//www.modelkinetix.com/）

PCCAL-Pharmacokinetic　Simulations（2.0）

（http//www.coacs.com/PCCAL/products/pccal32.htm）

PharmaSim（http//aut.ethz.ch/~keller/pharmasim.html）

PharmaCalc（http//aut.ethz.ch/~keller/pharmacalc.html）

Practical Pharmacokinetics（http//www.clinpharmint.com/）

PK Solutions（2.0）（http//www.summitpk.com）

SAAM II（1.2）（http://www.saam.com/）

Stella（6.0）（http//www.hps-inc.com/）

WinNonlin（3.1）（http//www.pharsight.com/）

7 TDM のための測定タイミング

❶ 血中薬物濃度評価のための測定タイミング

　TDM を行うために、適当な測定ポイントを選んで採血を行い濃度測定を依頼する必要がある。経口投与を繰り返し定常状態に到達した後の血中薬物濃度は図6-Aのようにピークとトラフ濃度の間で変動する。したがって、1回の投与間隔においてどの時点で測定してもピークとトラフ濃度の間のいずれかの値となる。

　ピーク濃度の付近では血中薬物濃度は中毒域に到達している場合もあるが、これは直ちに中毒の存在を意味するとは限らないので注意が必要である。ピークの付近の時点では通常薬の分布は終了していない、すなわち血液と組織との薬物濃度が平衡に至っていない。これは血中薬物濃度が高くても、それは作用部位における薬物濃度を反映しておらず、組織においては薬物濃度

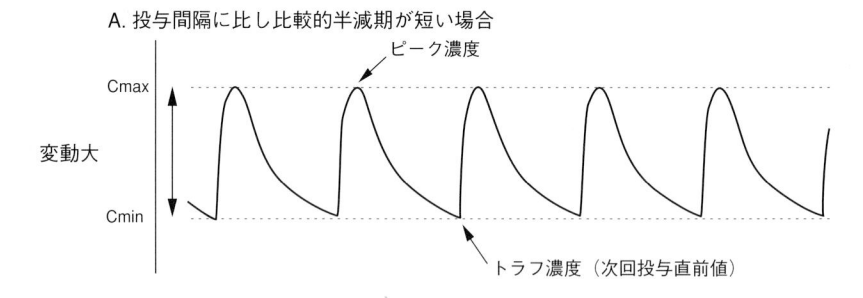

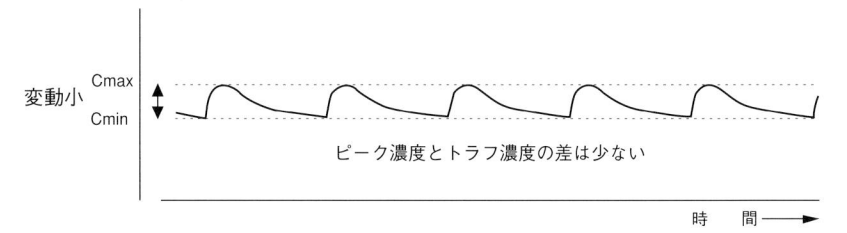

図6．反復投与後、定常状態に到達したときの血中薬物濃度の時間推移

はそれほど増加していないことを意味する。したがって、中毒・治療効果を含めて血中薬物濃度測定値を評価するには、吸収および分布が終了した後十分な時間が経過したポイントでの採血が適当である。また、通常トラフ値は個体内変動も小さく比較的信頼性も高い。ゆえに間欠投与における測定ポイントは一般に次回投与直前が推奨される。

　投与間隔と比べて除去半減期が極端に長い薬は、定常状態到達後の投与間隔内の変動は小さい（図6-B）のでどの時点で薬物濃度を測定しても大きな差はない。

　血液透析中の症例では、原則として透析前に採血を行い測定する。透析性がほとんどない薬では透析実施後でも構わないが、除水などの影響を考えると透析前の採血の方が無難であろう。実際には投与後の時間と透析を行うタイミングを考慮して、測定ポイントを決定することになる。持続的に腹膜・血液透析を行っている症例では通常のトラフ・モニタリングでよい。

❷ 体内動態パラメータを得るための測定タイミング

　薬の体内動態が1分画モデルに適合する場合、瞬時静脈内投与あるいは定速静注終了後、数時間以内に2点以上の測定を行うことにより体内動態パラメータが算出できる。図7に例を示す。

❸ 抗菌薬の測定タイミング

　アミノ配糖体やグリコペプチド系抗菌薬がTDMの対象となるが、これらの薬はピーク値・トラフ値のいずれも効果および毒性の指標となるので、2点の測定値で評価を行う。バンコマイシンは分布に時間がかかるので、ピーク値は点滴終了直後でなく、分布が終了したと考えられる点滴終了後1ないし2時間目とする（図8）。初回投与時にこれら2点の測定値が得られれば、定常状態における薬物濃度が推定できるので、投与設計を行うための有用な情報が得られる。

式 (3) より、

$$Ke = -\frac{\ln 50 - \ln 15}{2 - 6} = \frac{\ln 3.33}{4} = 0.3 \ (/hr)$$

$Ct = Cmax \cdot e^{-Ke \cdot t}$　したがって投与終了2時間後の血中濃度（C_2）は

$$C_2 = 50\mu g/ml = Cmax \cdot e^{-0.3 \cdot 2} \quad \therefore Cmax = \frac{50}{e^{-0.3 \cdot 2}} = 91.1 \ \mu g/ml$$

$Cmax = \dfrac{Rinf}{Ke \cdot Vd}(1 - e^{-Ke \cdot t})$ の関係から、

$$91.1 \ \mu g/ml = \frac{200mg/hr}{0.3/hr \cdot Vd}(1 - e^{-0.3 \cdot 2})$$

$$Vd = \frac{200mg/hr}{0.3/hr \cdot 91.1\mu g/ml}(1 - e^{-0.3 \cdot 2}) = 3.3 \ l$$

1分画モデルでは、$CL = Ke \cdot Vd$ であるから、

$CL = Ke \cdot Vd = 0.3 \cdot 3.3 = 0.99 \ l/hr$

図7．持続静注中止後の2点測定値からの薬物動態学的パラメータの算出例

A. アミノ配糖体系抗菌薬　　B. バンコマイシン

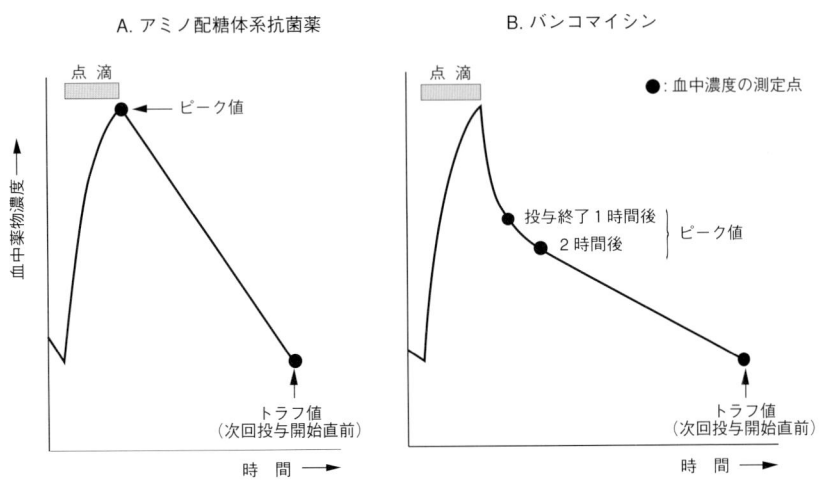

図8．アミノ配糖体系抗菌薬およびバンコマイシンの血中濃度測定タイミング

$$C_{peak}^{ss} = \frac{\text{Rinf}}{\text{Vd}\,(1 - e^{-Ke\cdot\tau})} \quad \cdots\cdots (12)$$

$$C_{trough}^{ss} = \frac{\text{Rinf}\cdot e^{-Ke\cdot\tau}}{\text{Vd}\,(1 - e^{-Ke\cdot\tau})} \quad \cdots\cdots (13)$$

 上の式において、C_{peak}^{ss} は定常状態におけるピーク値を、C_{trough}^{ss} はトラフ値を示す。Ke および Vd は初回投与時の 2 点の測定値から算出する。τ は投与間隔である。

8 サンプリングの実際

❶ 採血部位

 薬を静脈内投与したときには必ず別の部位から採血を行う。異常高値の原因となるので、間違っても薬の投与に用いた同じ輸液ラインから血液を逆流させて採血してはならない。上腕末梢静脈から薬を投与した場合は、対側の上腕もしくは下肢から採血する。中心静脈ラインから薬を投与した場合は末梢から採血を行う。血管以外の経路から薬を投与した場合は、無論採血場所は問わない。溶血は測定値に影響を及ぼすことがあるので、可能な限り溶血検体は避ける。また、カイロミクロンや中性脂肪が高濃度であると薬によっては測定値に影響を及ぼすことがあるので、食後の採血を避けるなどの注意が必要である。

❷ 血液試料の扱い

■1 血清試料

 血清を測定試料として用いる場合は、無菌のプレーン管に血液を採り室温に 30 分程静置した後に遠心分離する。血清分離剤入りの採血管を使用する場合には、測定する薬が分離剤に吸着されないか否かをあらかじめ確認しておく必要がある。

2 血漿試料

　血漿を得る場合は抗凝固薬を用いて採血を行う。通常ヘパリンを用いることが多いが、過剰のヘパリンはリポプロテインリパーゼ活性を上昇させ、血漿中のリポプロテインを分解・減少させるので、血漿中でリポプロテインと結合している薬の遊離型分画が増加する。このため遊離型分画が血球中へ移行しやすい薬では、血球中へ移行する分画が増加し血漿中薬物濃度は低下する。キニジン、プロプラノロールおよびリドカインなどは過剰のヘパリン採血によって値が低下するので避けた方が無難である。

　その他の抗凝固薬についても、各測定法での影響の有無をあらかじめ確認したうえで用いるべきである。抗凝固薬を用いたときは採血後、採血管に移し十分に転倒混和する。遠心分離は直ちに可能である。

　ほとんどの薬は血清および血漿を測定試料とすることが可能であるが、遊離型の薬物濃度測定は血清試料に限るので注意が必要である。

3 炭酸リチウム

　炭酸リチウム測定には、金属イオンで汚染されていない金属検査用の採血管を用いて血清を採取する。

4 シクロスポリン、タクロリムス

　シクロスポリンおよびタクロリムスは全血中濃度を測定するので、血液をEDTA（ナトリウムまたはカリウム塩）入りの採血管に採り、十分転倒混和したあと凍結保存する。遠心分離は行わない。EDTA以外の抗凝固薬では微小凝血塊ができるため再現性が不良となるので避ける。

5 検体保存

　採血後直ちに濃度測定を行わない場合は検体の保存が必要になる。血清（血漿）中の薬の多くは冷蔵でも1週間以内であれば安定とされているが、－20℃で凍結保存すればより確実であろう。

9 TDMの対象となる薬

　わが国における健康保険制度では、血中薬物濃度を測定し、これを薬物治

表3．特定薬剤治療管理料を請求できる薬（2001年4月現在）

ジギタリス製剤	ジゴキシン、ジギトキシン
テオフィリン	テオフィリン
抗不整脈薬	キニジン、プロカインアミド、N-アセチルプロカインアミド、ジソピラミド、シベンゾリン、ピルメノール、リドカイン、メキシレチン、アプリンジン、ピルジカイニド、フレカイニド、プロパフェノン、アミオダロン
抗てんかん薬	フェノバルビタール、プリミドン、フェニトイン、遊離フェニトイン、カルバマゼピン、遊離カルバマゼピン、エトサクシミド、バルプロ酸、遊離バルプロ酸、トリメタジオン、クロナゼパム、ニトラゼパム、ジアゼパム、アセタゾールアミド
アミノ配糖体系抗菌薬[*]	ゲンタマイシン、ネチルマイシン、トブラマイシン、アミカシン、アルベカシン
グリコペプチド系抗菌薬[*]	バンコマイシン、テイコプラニン
免疫抑制薬	シクロスポリン[**]、タクロリムス
その他	ハロペリドール、ブロムペリドール 炭酸リチウム アスピリン メトトレキサート

[*]入院中のみ算定可能。
[**]臓器移植後とその他の適応疾患とでは請求点数は異なる。

療計画に利用した場合に診療報酬が認められている。現在、表3に示す薬が対象とされている。

【血中濃度測定の実際】

❶ 抗てんかん薬

抗てんかん薬の測定は血清あるいは血漿を用い、定常状態に到達した時点でトラフ（次回投与直前）で得られた試料で行う。

フェニトインやフェノバルビタールのような投与間隔と比べて除去半減期が極端に長い薬は、定常状態到達後の投与間隔内の変動は非常に少ないので実際上はどの時点で採血し薬物濃度を測定してもかまわないが、通常はトラフでのモニタリングが勧められる。

表4に主な抗てんかん薬の一般的な治療域と中毒発現濃度を示す。

❷ テオフィリン

測定には血清あるいは血漿を用いる。測定のタイミングは投与経路および

表4．主な抗てんかん薬の治療域と中毒域

薬　物	治療域 （μg/ml）	中毒域 （μg/ml）
フェニトイン	10～20（成人）	20＜
	5～15（小児）	15＜
カルマバゼピン	4～12	150＜
フェノバルビタール	10～40	40＜
プリミドン	5～12	15＜
バルプロ酸	50～100	150＜
エトサクシミド	40～100	150＜
ゾニサミド	10～30	35＜
クロナゼパム	0.02～0.07	0.08＜

剤型によって異なる。投与後比較的短期間で中毒を思わせる症状が出現した場合は、その時点での測定を行う。経口持続性製剤を用いて反復投与時の有効性を確認する場合はトラフ値が適当である。クリアランスを薬物速度論的に推定する場合は、吸収や分布が終了した後の除去相での採血が望ましい。

　気管支喘息に対する治療域は 10〜20μg/ml とするものが多いが、治療域下限を8または5μg/mlとする見解もある。新生児の無呼吸発作に対して呼吸中枢を刺激する目的では 5〜10μg/ml を目安とする。

　一般に 20μg/ml を越えると中毒症状が出現する。20〜25μg/ml では消化器症状、頭痛や頻脈、40μg/ml 以上では心室性期外収縮や痙攣が生じるとされ、これらの程度も血中濃度に依存して強くなるとされている。高齢者では低い濃度でも中毒症状が発現することがあり注意を要する。

❸ ジキタリス

　現在、腎排泄型ジキタリスであるジゴキシンがよく用いられている。測定には血清または血漿を用いる。一般的な治療域は 0.8〜2.0ng/ml とされている。ジゴキシンの心筋組織への分布には時間がかかるため、血中濃度が心筋内濃度を反映するのは投与後 6〜8 時間以上経過した時点である。すなわち、これ以前のピーク濃度付近の血中濃度測定値が治療域を越えていたとしても、必ずしもジキタリス中毒を意味しないことは留意すべき事項であろう（図9）。通常は次回投与直前値（トラフ値）を測定する。除去半減期は腎機能正常者で平均 36 時間と長いので、はじめから維持量を経口投与した場合、定常状態に到達するのは約 7〜10 日後である。腎機能障害時には障害の程度に伴っ

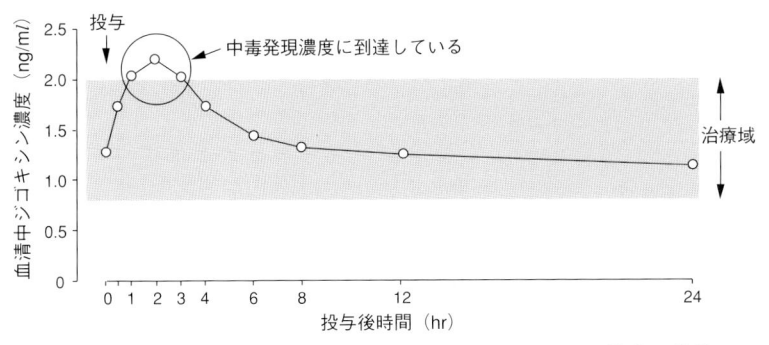

図9．ジゴキシンを経口投与した時の血清中ジゴキシン濃度の推移

て除去半減期が延長するので、はじめから維持量を投与した場合定常状態に到達するまでの時間も当然延長する。一般に血中ジゴキシン濃度が 2.0ng/ml を越えると消化器症状、中枢神経症状および不整脈といった中毒症状が出現する。但し、これより低い濃度でも中毒症状が出現することもあるので、注意深い観察が必要である。

❹ アミノ配糖体系抗菌薬

アミノ配糖体系抗菌薬は筋肉内投与あるいは 0.5～2 時間かけた間欠静脈内投与が行われる。アミノ配糖体系抗菌薬の抗菌作用、および有害反応である耳毒性（第 8 脳神経障害）や腎毒性はいずれも濃度依存的なので、十分な抗菌作用を得るための指標として最高血中濃度（ピーク値）を、中毒症状を回避するために最低血中濃度（トラフ値）の両者をモニターしなければならない（図 8 - A 参照）。間欠静脈内投与時には投与終了直後がピーク値となり、次回投与直前がトラフ値となる。測定試料は血清または血漿である。

アミカシン、カナマイシンではピーク値で 32～34μg/ml 以上、トラフ値で 8～10μg/ml 以上、ゲンタマイシン、トブラマイシン、シソマイシンおよびネチルマイシンではピーク値で 12～14μg/ml 以上、トラフ値で 2μg/ml 以上が持続すると上記中毒症状の発現頻度が増加する。

❺ グリコペプチド系抗菌薬

MRSA 感染症の治療に用いられるバンコマイシンは、アミノ配糖体系抗菌

薬と同様に耳毒性および腎毒性を有するので、十分な抗菌作用を得、かつ毒性発現を防ぐためにピーク値およびトラフ値を測定する。バンコマイシンは分布終了までに時間を要するので、ピーク値としては点滴終了直後ではなく、点滴終了1～2時間後に採血を行う（図8-B参照）。この値は25～40μg/mlを目安とし、トラフ値は10μg/ml以下にする。また、急速投与によりヒスタミン遊離作用に伴う"red neck"症候群を生じるので、60分以上かけて静脈内投与しなければならない。

他のグリコペプチド系抗菌薬であるテイコプラニンのピーク値は25～40μg/ml、トラフ値は5～10μg/mlが推奨されている。

❻ リチウム

測定試料は血清を用いる。血中濃度の評価は定常状態下で、かつ服薬後12時間の値を用いて行う。急性躁病期での治療域は0.6～1.2mEq/lである。躁うつ病の再発予防のためには0.5～0.7mEq/lを維持すれば十分であるとされている。一般的に1.5mEq/l以上が中毒域とされており、振戦、嘔吐や食欲不振、軽度の意識障害を生じ、より高濃度ではせん妄、痙攣などの重篤な症状を呈する。中毒時には血液透析が有用である。

❼ 抗不整脈薬

測定試料は血清または血漿を用いる。不整脈予防のために反復経口投与を行っている場合には、定常状態下でのトラフ値を用いて血中濃度の評価を行う。不整脈の治療目的で急速投与した際に中毒症状が出現した場合は、その時点での測定が必要である。

表5に主な抗不整脈薬の一般的な治療域と中毒発現濃度を示す。

表5．主な抗不整脈薬の治療域

薬　物	治療域（μg/ml）
キニジン	2～5
プロカインアミド	3～10
PA＋NAPA*	5～30
ジソピラミド	2～5
シベンゾリン	0.3～0.6
ピルメノール	＞0.4**
リドカイン	1.5～5.5
メキシレチン	0.5～2.0
アプリンジン	0.25～1.25
ピルジカイニド	0.16～0.24
フレカイニド	0.2～0.8
プロパフェノン	0.05～0.1
アミオダロン	0.5～1.0

*プロカインアミドとN-アセチルプロカインアミド（活性代謝物）との合計。
**治療域の下限を示す。

❽ 免疫抑制薬

　現在日常的に血中濃度測定が行われているのはシクロスポリンとタクロリムスである。いずれも全血中濃度での測定が行われるので、凝固を防ぐために採血後速やかに血液をEDTA入り採血管に採り十分転倒混和することが重要である。

　シクロスポリンはトラフ値で400ng/mlを越えると腎毒性の発現頻度が高まるとされている。肝および腎移植後の導入期にはトラフ値で150〜400ng/ml、維持期には100〜250ng/mlで移植臓器に対する拒絶反応が抑制できるとされている。近年、経口シクロスポリンの生体内利用率を改善させたマイクロエマルジョン製剤では、従来の製剤で行われてきたトラフ値測定よりも投与後2時間値（C_2モニタリング）の方がAUCとの相関がよく、効果判定のうえでも優れているという報告がなされているが、さらに検討が必要であろう。

　タクロリムスはトラフ値20ng/ml以上では腎毒性や中枢毒性の発現頻度が高まるとされている。治療域として5〜15ng/mlが広く用いられている。

　これらの免疫抑制薬は明らかな理由なく測定値が大きく変動することがある。特に経口投与時に多いが、症状が臨床検査値などに変化がないときはよほどの異常値でない限り同じ用量で投与を続け、さらに1〜2回測定を行って明らかな上昇・低下傾向を認めた場合に投与量を調節する方がよい。

　両薬とも臓器移植後の拒絶反応の抑制以外に多くの自己免疫性疾患にも用いられつつある。しかし、免疫抑制効果を判定する簡便な指標がないので合理的な治療域を確定することが困難である。

10 母集団薬物動態学的パラメータを用いた薬投与設計

❶ 初期投与設計時の母集団薬物動態学的パラメータの利用

　薬物投与開始時の投与設計には、ある患者母集団から得られた薬物動態学的パラメータ値の利用が有効である。母集団パラメータはその平均値が数値として報告されている場合と、年齢や体重などの生理的因子との回帰式とし

て示されている場合がある。例えばジゴキシンではうっ血性心不全の有無によって層別化された母集団パラメータが報告されており、平均的な Vd や CL が体重（BW）およびクレアチニン・クリアランス（Ccr）との回帰式で示されている。

うっ血性心不全のない症例では
$$Vd\ (l) = 3.12 \times Ccr\ (ml/min) + 3.8 \times BW\ (kg)$$
$$CL\ (l/hr) = 0.06 \times Ccr\ (ml/min) + 0.048 \times BW\ (kg)$$

うっ血性心不全症例では
$$CL\ (l/hr) = 0.054 \times Ccr\ (ml/min) + 0.02 \times BW\ (kg)$$

治療対象患者がこれらの回帰式が得られた患者母集団に属する場合には、上記によってパラメータを推定して初期投与設計を行うことができる。投与開始後は臨床評価と血中濃度測定値に基づいてより適当な用量に調節する。

❷ ベイジアン法による薬動態学的パラメータの推定と投与設計

個々の症例において薬物動態学的パラメータを正確に求めるには、薬を1回投与した後、少なくとも4〜5点以上の血中濃度測定を行う必要がある。しかし、患者の負担や採血・測定の手間などのため実地臨床では行い難い。少ない測定値を用いた薬物動態学的パラメータの推定には経験的に得られた関係式やノモグラムを利用できる場合があるが、推定精度上の問題や不規則な投与スケジュールなどのため、これらの方法では推定不可能な場合も多い。近年、このような欠点を補う推定法として、統計学のベイズ理論に基づいたベイジアン法（Bayesian method）が普及している。これは患者母集団における平均的パラメータと分散、測定誤差などを事前情報とし、治療する症例の濃度測定値（事後情報）を加えて最尤法により患者のパラメータ・セットを推定する方法である。最低1点の測定値からでも推定が可能であり、推定精度も高く投与設計に有用な方法であるが、使用するときには適切な母集団パラメータの選択および測定点の設定が必要である。

（杉本孝一）

CHAPTER 6

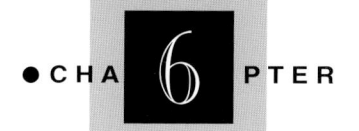

妊産婦・胎児

はじめに

　妊産婦にはできるだけ薬を投与したくない、というのが治療する側の偽らざる気持ちであろう。一方、治療を受ける側の妊産婦自身が薬の服用を拒否する場合もある。その根底には、妊娠中に薬を服用すると高頻度に奇形児が生まれる、という漠然とした恐怖感が共通してあるものと考えられる。しかし、いたずらに薬の使用に伴う悪い面を恐れずに、時期を逸することなく適切な薬物治療が行われなければならない。胎児異常をきたす母体の疾病ではなおさらのことである。本章では、妊産婦における薬物治療に関して明らかになっている事項を述べる。

　新薬の開発時には、受胎能試験・周産期試験が必要である。サリドマイドをラットに投与した場合には催奇形性が認められなかったにもかかわらず、実際に多くの妊産婦の治療に用いた場合には胎児に対する催奇形性が生じた。この事件後、サリドマイドをウサギおよびサルに投与すると奇形が発生することが明らかになった。この反省から、げっ歯類のみならず非げっ歯類を含めた2種類以上の動物を用い、その器官形成期に試験薬を投与して、児の奇形発生を検索するように動物実験法が改善された。現在ヒトに投与される薬のすべてがこの前臨床試験をクリアしている。

1　妊産婦あるいは妊娠が疑われる女性に薬物治療を行ううえで考慮すべきポイント（表1）

1. 妊娠を疑うこと。女性をみたら妊娠を疑え、とは医学教育で強調される点である。恥ずかしさからためらうこともあるが、女性を対象としてインターベンションを行う際には必ず妊娠の有無を聴取する。
2. 月経歴を正確に聴取し、必要があれば本人の許可を得て妊娠反応検査を

表1．妊産婦あるいは妊娠が疑われる女性に薬物治療を行ううえで考慮すべきポイント

1．妊娠を疑う
2．月経歴聴取、妊娠反応検査実施
3．妊娠週数の把握
4．妊娠初期の薬物使用と胎児奇形発生率
5．薬物投与の危険度の認識
6．奇形発生率のデータ提供
7．産科医との相談
8．インフォームド・コンセントとカルテ記載

実施する。月経が不順である女性では、最終月経が必ずしも明らかでないこともある。

3．既に妊娠が判明している、あるいは判明した場合には、妊娠週齢の把握に努める。妊娠週数は、月経周期が28日型の女性を基準として計算する。最終月経の開始日を0週0日とし、翌日が0週1日である。0週6日の翌日は1週0日となる。40週0日が分娩予定日である。月数は、0週0日から3週6日までを妊娠1か月という。

4．妊娠初期での薬物使用による奇形発生率（約1〜3％）と奇形児の自然発生率はほぼ同様である。したがって必ずしも「妊娠初期の薬物使用によって奇形の発生率が高まるために人工中絶を奨励する」必要はない。

5．使用薬の危険度を認識すること。薬物使用時には明らかでないこともあるが、薬物使用による利益が不利益を上回る場合に薬の使用を考慮する。

6．同じ妊娠週数に同じ薬を服用したときの奇形発生率に関する過去のデータを、客観的に妊婦に提供する。

7．薬物治療のみならず、中絶に関しても産科医とよく相談する。

8．以上に関して行ったすべてのインフォームド・コンセントをカルテに正確に記載する。

2 実際に妊産婦に薬を投与する際に考慮すべきポイント

❶ 薬物治療の適応の再確認

1．薬物治療以外の治療法はないか。まず一般的治療を考慮する。薬物治療

の適応である場合でも、必要最小限の種類および量の薬を用いる。母体の生命にかかわる場合にはこの限りではない。
2．同じ薬物であっても、血中薬物濃度が高くなる投与法ほど胎児に対する影響も大きいものと考えられる。つまり、静脈内投与、経口投与、局所投与の順に胎児に対する影響も大きい。したがって、各薬の体内動態を理解したうえで薬物投与ルートを決定する必要がある。

❷ 妊娠時の生理的機能および薬物動態の変化

ⅰ）血液・循環器系の変化

　循環血液量は妊娠10週頃から増加し始め、妊娠末期に約40〜50％増加し、心拍出量も増加する（図1）。一方、ヘマトクリット、ヘモグロビン、アルブミンなどは希釈され、その値は低下する。

ⅱ）呼吸器系の変化

　　肺の残気量が減少し、肺活量は20〜30％増加する。

ⅲ）消化器系の変化

　子宮による圧迫およびプロゲステロン分泌亢進により、消化管蠕動は低下する。

ⅳ）泌尿器系の変化

　循環血流量の増加に伴って腎血流が増加する。
　以上のような妊娠に伴う生理的変化により、一般的に妊娠時の薬物動態は

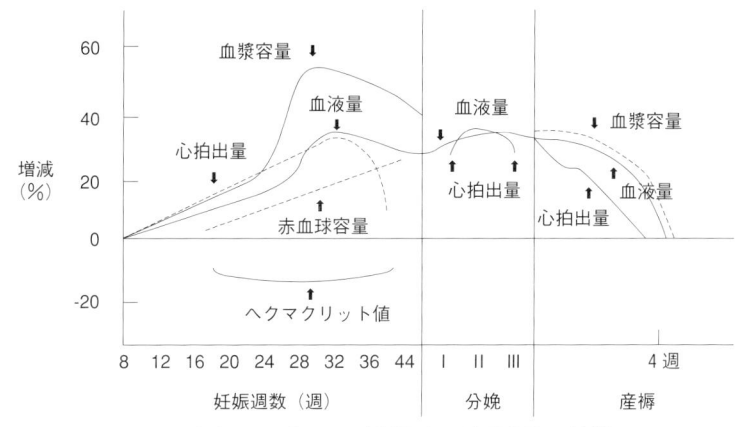

図1．妊娠、分娩および産褥時の循環動態の特徴

表2．妊産婦における薬物動態学的特徴

血中薬物濃度時間曲線下面積（AUC）↓
最高血中薬物濃度（Cmax）↓
（蛋白結合率の大きい薬では↑）
最高血中薬物濃度到達時間（tmax）↑
除去半減期（t1/2）↓
腎クリアランス（CLR）↑
肝クリアランス（CLL）↑
分布容積（Vd）↑

次のように変化する（表2）。

・吸収：消化管からの薬の吸収は低下する。
・分布：体液量および脂肪量の増加により薬の分布容積が増加するため、血中薬物濃度は低下する。一方、蛋白結合率の高い薬の血中濃度は増加する。
・代謝：肝血流量増加により薬の代謝は亢進する。妊娠の薬物代謝酵素活性に及ぼす影響は薬によって異なる。
・排泄：腎血流量増加により薬物の排泄は亢進する。

したがって、非妊産婦と同じ血中薬物濃度を得るためには、薬の投与量を多めに（蛋白結合率の高い薬は少なめに）あるいは投与間隔は短くする必要がある。

❸ 妊娠の時期と薬の影響

ⅰ）妊娠3週末まで（受精後2週間以内）＝受精、着床期

この時期に投与された薬は安全とみなしてよい。仮にその薬が受精卵に影響を及ぼしても、それが完全に修復されて正常児として分娩されるか、または受精卵は着床しないか自然流産する（all or noneの法則）。

ⅱ）妊娠4週から7週まで＝胎芽期、臨界期

重要臓器が発生、分化する時期である。最も奇形を生じやすい時期であり、薬の投与に注意すべき時期である。

ⅲ）妊娠8週から15週まで＝胎児期

催奇形性のある薬はなお避けるべき時期である。

ⅳ）妊娠16週以降＝胎児期

この時期は形態的異常をきたすことはないが、胎児毒性（機能的異常）を起こすことがある。

❹ 薬の胎盤透過性および乳汁中への移行性

多くの薬が能動的に胎盤を通過し、また乳汁中へ分泌されることが知られている。移行しやすい薬の特徴を表3に示す。乳汁中濃度が高くなる薬を服

表3．胎盤を通過しやすい薬の特徴

1．分子量が小さい（分子量500以下）
2．脂溶性が高い
3．イオン化していない
4．蛋白結合していない

表4．授乳中に禁忌とすべき薬（A）または避けるのが望ましい薬（B）

(A)	(B)
ブロモクリプチン シクロフォスファミド ドキソルビシン エルゴタミン リチウム メトトレキセート コカイン、ヘロイン、マリファナなど	抗不安薬 　ジアゼパム、ロラゼパム、ミダゾラム、クアゼパム、テマゼパム 抗てんかん薬 　アミトリプチリン、アモキサピン、デシプラミン、フルオキセチン、フルボキサミン、イミプラミン、トラゾドン 向精神薬 　クロルプロマジン、ハロペリドール

用する際には、授乳を中止する。長期間高血中濃度が維持される薬は避ける。表4に、授乳中に禁忌となる、あるいは避けた方が望ましい代表的薬を示す。

❺ 妊娠中の投薬

ⅰ）高　血　圧

　妊娠中の血圧は一般的に妊娠初期に低下し、後期になるに従って上昇する傾向がある。妊娠に伴う高血圧は**表5**のように定義、分類される。妊娠時の持続的な高血圧は胎児の死亡のみならず母体の生命を危うくするため、血圧のコントロールが必要である。白衣高血圧および二次性高血圧などを除外したうえで、まず安静臥床を指導する。妊娠に伴う高血圧では減塩食の降圧効果は証明されていないので、厳格な減塩療法は避ける。これらを実施してもなお十分な降圧効果が得られないときにのみ降圧薬を投与する。但し、血清クレアチニン値の上昇、ネフローゼ症候群の合併あるいは血清尿酸値が 8.0 mg/dl を超える場合は、拡張期血圧が 95 mmHg 未満であっても降圧治療を行う。状態によっては妊娠の中断も考慮する必要がある。降圧薬としては胎児に対する安全性が確立されている薬を優先的に選択する（**表6**）。薬による軽度から中等度の有害反応が出現するときでも、投与を継続せざるを得ない場合も多い。まず第一に、中枢性降圧薬メチルドーパおよび血管拡張薬ヒド

表5．妊娠に伴う高血圧の定義と分類

定義	①140/90 mmHg 以上 あるいは ②受胎前または妊娠初期と比較して25/15 mmHg 以上の血圧上昇がみられる場合。
分類	①慢性高血圧：妊娠20週以前から存在する、あるいは分娩後6週を越えて持続する高血圧。 ②子癇前症：妊娠20週を過ぎて血圧が上昇し、蛋白尿と浮腫を伴う病態。 ③慢性高血圧に重なった子癇前症。 ④一過性の高血圧：妊娠中あるいは分娩後24時間以内に血圧が上昇するが、蛋白尿や浮腫は伴わないもの。 ⑤子癇：通常は子癇前症に引き続いて発症する高血圧脳症で、痙攣を伴うもの。

表6．妊娠に伴う高血圧に使用される降圧薬とその代表的有害反応

薬	有害反応 母体側	有害反応 胎児・新生児側
血管拡張薬　ヒドララジン	頻脈、頭痛、めまい、顔面紅潮、起立性低血圧など	徐脈
交感神経抑制薬 （1）中枢性降圧薬　メチルドーパ	傾眠、抑鬱症状、発熱、起立性低血圧など	特になし
（2）α遮断薬　プラゾシン	起立性低血圧、頭痛、頻脈など	特になし
（3）β遮断薬　プロプラノロール	心不全、徐脈、房室ブロック、気管支痙攣、傾眠、分娩遷延など	徐脈、発育不全、呼吸抑制、高ビリルビン血症

ラジンを用いる。第二に、β遮断薬プロプラノロール、アテノロールおよびαβ遮断薬ラベタロールを用い、必要に応じてカルシウム拮抗薬を使用する。すべてのアンジオテンシン変換酵素阻害薬およびアンジオテンシン受容体拮抗薬の投与は禁忌である。

　ⅱ）糖　尿　病

　母体の高血糖は胎児の呼吸障害や奇形の発生率を増加させるため、血糖値のコントロールが極めて重要である。妊娠糖尿病の診断基準を表7に示す。一方、糖尿病患者が妊娠したときは妊娠中のインスリンの需要が増加し、ケトアシドーシスを惹起しやすいといった特徴があるため、妊娠糖尿病より厳密に血糖値を調節する。スルフォニルウレア（SU剤）は胎盤を通過し催奇形性が認められるため、血糖降下薬としては胎盤を通過しないインスリンを用

表7．妊娠に伴う糖尿病の診断基準

75gOGTT で
①空腹時血糖≧100 mg/dl
②1時間値≧180 mg/dl
③2時間値≧150 mg/dl
①②③のうち2点以上満たすもの

表8．糖尿病を合併した妊産婦の薬物治療

・用いる
インスリン
・用いない
SU剤
インスリン抵抗性改善薬など

表9．甲状腺機能異常を合併した妊産婦の薬物治療

甲状腺機能亢進症	チアマゾール
	プロピルチオウラシル
甲状腺機能低下症	サイロキシン
	トリヨードサイロニン

いる（表8）。

ⅲ）甲状腺機能異常

　妊娠初期にhCG刺激による一過性の甲状腺機能亢進症が起こることがある。Basedow病は妊娠初期に増悪するが、中・後期に軽快し、さらに出産後再増悪する特徴がある。チアマゾール（メルカゾール®）およびプロピルチオウラシルともに胎盤を通過するが、催奇形性は認められていない（表9）。チアマゾールは母乳中への移行率が高く出生児の甲状腺機能低下をきたすことがあるため、服用中の授乳は禁止する。甲状腺機能低下症では妊孕性は低下し流産率は増加する。T_4製剤を使用する。

ⅳ）てんかん

　抗てんかん薬服用中の妊産婦の奇形児出産頻度は2〜5倍高くなるため、投与に際しては十分に検討し、患者に対する説明および同意取得が必要である。抗てんかん薬の中でも催奇形性が比較的低いフェノバルビタールなどの薬を用いる。使用する際には、適宜薬物血中濃度を測定し、中毒量投与や無効量投与にならないようにする。フェニトインは非線形の血中濃度を示すため、過量投与に十分注意が必要である。またフェノバルビタールは、薬物代謝酵素を誘導し併用薬の代謝を促進することがあるので、この点に関しても配慮が求められる。

ⅴ）不安、うつなど

　マタニティーブルーと表現されるように、妊娠中および出産前後は精神的変調をきたすことがある。薬の処方を考慮する機会も多いが、投与禁忌あるいは投与を避けるのが望ましい薬が多い。三環系抗うつ薬を妊娠初期に服用

していたときは人工中絶を考慮する。ベンゾジアゼピン系薬は胎盤通過性が高いのでできるだけ投与しない。

vi）気管支喘息

母体が気管支喘息であるとその合併症として低出生体重児の比率が高くなるという報告がある。吸入ステロイド、テオフィリンおよびβ_2刺激薬に催奇形性および胎児毒性は認められていない（表10）。気管支局所における薬物濃度を高く維持し、かつ薬の全身性の有害反応を防ぐため、まず吸入薬による治療を考慮する。最近では、喘息発作の好発時間に薬の血中濃度を維持させる目的で、就寝前に薬を投与する時間治療が好んで行われている。

表10. 気管支喘息を合併した妊産婦の薬物治療

（吸入）ステロイド
テオフィリン
β_2刺激薬

vii）膠原病

妊娠することにより関節リウマチの病状が好転することが多い。しかし、その他の膠原病ではこのような関係は明らかでない。症状のコントロールが不十分な場合には胎児に影響を及ぼす可能性がある。治療薬として糖質コルチコイドの投与が必要である場合、胎盤で容易に代謝されるプレドニゾロンを用いる。一方、胎児が治療対象である場合には、胎盤で代謝されにくいデキサメタゾンやベタメタゾンを用いる。金製剤は残留性が問題となるため使用しない。

viii）アレルギー疾患

抗アレルギー薬には催奇形性の報告があり、その投与が絶対に必要なときのみ使用する。クロモグリク酸ナトリウムの吸入が比較的安全である。

ix）咳

デキストロメトルファンが比較的安全である。

x）感冒

フェニルプロパニルアミン含有の感冒薬は血圧を上昇させることがあるため、特に高血圧を合併した妊産婦には使用しない。

xi）細菌感染症

第一選択薬としてβラクタム剤（ペニシリン系、セフェム系）、第二選択薬としてマクロライド、アミノグリコシドを用いる（表11）。特にアミノグリコシドの有害反応には腎障害と聴神経障害があるが、これらの出現は最小血中薬物濃度と関係があるために、血中薬物濃度を測定しつつ薬を投与すること

表 11．細菌感染症を合併した妊産婦の薬物治療

・用いる
　βラクタム剤（ペニシリン、セフェム系）
　マクロライド、アミノグリコシド系

・用いない
　テトラサイクリン
　ニューキノロン系

が望ましい。例えばゲンタマイシンでは、抗菌効果を得るためには最高血中濃度（ピーク値）が5μ/ml以上であることが必要である。一方、有害反応を防止するためには、次回投与直前の最小血中濃度（トラフ値）が2μ/mlであることが望ましい。胎児の歯や骨の発育に影響するテトラサイクリンや安全性の確認されていないニューキノロン系の薬は用いない。

xii）嘔　吐
経口摂取が不良で体重が減少するなどの重症時にのみ制嘔薬を使用する。

xiii）便　秘
妊産婦では子宮が腸管を圧迫するために難治性の便秘を生じやすい。緩下薬は胎児への直接作用は少ないが、腸の動きを亢進させるために子宮が充血し、子宮収縮を起こす可能性があり注意を要する。特にダイオウを含む薬は、子宮を直接刺激するため使用しないことが望ましい。一般的生活指導を行ったうえで排便の具合を観察し、必要最小限の緩下薬を投与する。

❻ そのほかに知っておくべき薬物

ⅰ）非ステロイド性抗炎症薬
妊娠後期の使用により胎児の動脈管が収縮し死亡する例がある。催奇形性の報告はない。投与が必要なときは主にイブプロフェンやアセトアミノフェンを用いる。

ⅱ）抗凝固薬
ワルファリンには鼻形成不全や骨化異常などの催奇形性があるため、ヘパリンまたは低分子ヘパリンを用いる。

ⅲ）ビタミンA（チガソン®：角化性皮膚疾患治療薬）
小頭、水頭、小耳、心奇形などの強い催奇形性がある。男性も服用後少なくとも6カ月後までは避妊が必要である。

まとめ

薬の添付文書の妊産婦に対する薬物使用の欄には、「治療上の有益性が危険性を上回るときのみに投与する」との記述をよく目にする。妊娠および授乳中の胎児および哺乳児に対する安全性が確立している薬は少なく、妊産婦における薬物治療の問題点を象徴していると思われる。治療側の対応としては、現在明らかになっている情報をもとに、適切な時期に、十分に母体の薬物治療を行うことが求められている。さらに今後とも、個々の妊産婦の薬物使用例からエビデンスを地道に集積していくことが望まれる。

トピックス

治療薬としてのサリドマイド

サリドマイド（Thalidomide）は抗ヒスタミン薬で、妊娠時のつわりや不眠に対して用いられた。妊娠中の服用により、児に短肢症あるいはアザラシ肢症（Phocomelia）が多発した。わが国においては1968年前後に問題化し、サリドマイド事件として世間の広く認識することとなった。最近このサリドマイドが再認識されている。サリドマイドは炎症性サイトカインであるTNF-αを介する刺激を抑制するということが明らかにされた。このためいわゆる炎症性疾患の治療薬として期待されている。海外では新しい適応症として、結核、サルコイドーシス、HIV感染症やベーチェット病におけるアフタ潰瘍、慢性関節リウマチ、全身性エリテマトーデス、シェーグレン病、多発性骨髄腫、GVHD、炎症性腸疾患および各種固形癌などが認められるようになってきている。さらに、緩和治療時の症状（るいそうなど）に対しても臨床応用が考えられている。

（大森正規）

CHAPTER 7 小児

1 小児期の分類

　小児期とは出産直後から成人に達するまでの期間を示すが、その期間によって生体機能はダイナミックに変化するためにすべての年齢層を同一に論じることは困難である。そこで本書では小児期を以下のように分類する。

　① newborn：出生 〜 1 カ月
　② infant：1 カ月〜 1 年
　③ early childhood：1 年〜 4 年
　④ middle childhood：5 年〜 10 年
　⑤ adolescence：11 年〜 17 年

　図 1 に示すように年齢とともに身体成分が変化し、その結果、血中薬物動態が変化することがある。

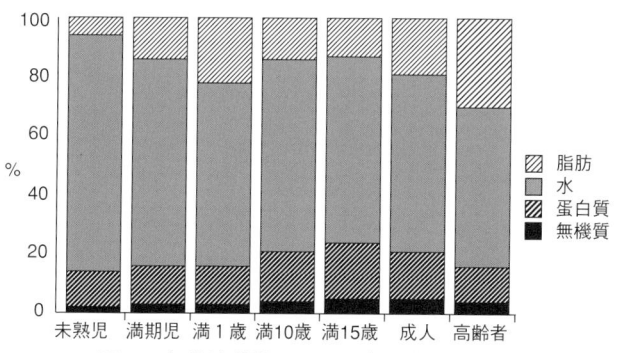

図 1．各発達段階における身体成分の変化

(Puig M："Body composition and growth,"in Nutrition inPediatrics. ed. 2. edited by WA Walker and JB Watkins. Hamilton, Ontario, BC Decker, 1996 より転載)

2 小児における薬物動態の特徴

　小児において安全、かつ有効な薬物療法を行うためには、各発達段階の薬物動態および薬力学に及ぼす影響を理解する必要がある。以下に小児における薬の吸収・分布・代謝および排泄の特徴を述べるが、実際のところ多くの薬の薬物動態学的パラメータは加齢に伴い変化すると考えられる。

❶ 吸　　収

　胃内容排出時間の遅いnewbornや腹腔内疾患を有する小児では消化管からの薬の吸収は成人と比較して遅延している。また、newbornでは筋肉内投与された薬（ジゴキシン、フェニトインなど）の吸収が不安定な場合がある。さらに、newbornやinfantでは皮膚や皮下からの薬の吸収が亢進しているために、局所投与されたはずのエピネフリンが高血圧を誘発したり、ヘキサクロロフェンなどの抗生物質や色素などが皮膚より吸収されて中毒をきたすことがある。一方、無呼吸を伴う未熟児newbornでは皮下投与されたテオフィリンが効率よく吸収されて、治療域の血中濃度を得ることができることがある。

❷ 分　　布

　図1に示すように身体成分の変化とともに薬の体内動態は変化する。Total body waterは満期産のnewbornで約70%、未熟児のnewbornで約80%と成人（55〜60%）よりも割合が大である。したがって、理論上は水溶性の薬は体重あたりの投与量が同一の場合、成人と比較してnewbornにおける血中薬物濃度は低くなる。すなわち、血中薬物濃度を一定に保つためには、成長とともにnewbornで設定した体重あたりの投与量を減らす必要がある。しかし、実際に薬の投与量を決定する際には、以下に示す他の因子も影響するので注意が必要である。

❸ 蛋白結合

　薬と血漿蛋白との結合率はnewbornでは成人と比較して小さいとされている。これにはnewbornでは血清アルブミン濃度が低いこと、および胎児アルブミンは薬との結合能が低いことが関与している。Newbornではテオフィ

リンなどに対する感受性が亢進していることが知られているが、その機序の一部に、薬と血漿蛋白との結合が成人より少ないために、レセプターサイトにおける遊離型薬物濃度が相対的に上昇していることが関与しているものと思われる。このような薬と血漿蛋白との結合率の差異は薬物動態や薬力学的変化をもたらす。しかし adolescence では成人との差異を考慮に入れる必要はほとんどない。

❹ 代　　謝

　薬の維持量はその総クリアランスの影響を強く受けるが、これは主に薬の代謝と排泄に依存する。これらクリアランスに関与している過程は newborn では未発達であり、出生後 2〜3 カ月の間に急速に発達する。薬のクリアランスは生後 2〜3 年の間に一度成人レベルを越えるが、その後 adolescence の期間に低下して、思春期後期に成人レベルに達すると考えられる。

　小児では発育に伴う薬物代謝の変化は薬によって異なる。フェニトイン、バルビタール類、消炎鎮痛薬、あるいは強心配糖体などの多くの薬は、newborn では成人と比較して 2〜3 倍長い除去半減期を有する。その他の薬についても newborn から young infant で非常に長い除去半減期を認め、例えばテオフィリンの除去半減期は成人で 6 時間であるのに対して、newborn では 30 時間である。しかし、バルビタール類やフェニトインなどの除去半減期は生後 2〜4 週間目には既に成人レベルに達し、さらにテオフィリンの除去半減期は生後数カ月目までに成人レベルに達する。

　小児では薬物代謝が成人と異なったり、あるいは薬物代謝に及ぼす個人差や病態の影響が非常に大きいことがある。例えば newborn では、テオフィリンをカフェインに変える代謝経路が活性化されていることが知られている。このようなデータを基にして小児における薬物投与量を設定すべきと考えられる。小児科領域で使用する機会の比較的多いテオフィリンを例として、血中濃度を一定に保つために必要な投与量と、投与量を一定にした場合の血中濃度を年齢ごとに比較した成績を図 2 と図 3 に示す。

　図 3 に示すように一定量のテオフィリンを投与したとき、その血中濃度は newborn では高値であるが数カ月の間に低下して成人のレベルに達し、さらに 4 歳までの間に成人のレベルより低くなる。このように薬物血漿濃度を治療域内に保つため、体重あたりの投与量は成人に比し、newborn では少なく、

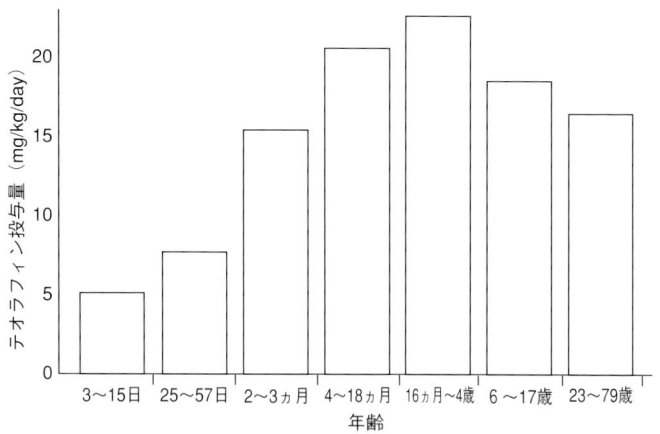

図2. 定常状態における血漿テオフィリン濃度（Css）を一定（10mg/*l*）保つために必要なテオフィリン投与量

(Aranda JV:"Maturational changes in theophylline and caffeine metabolism and disposition：Clinical implications,"in Proceedings of the Second World Conference Clinical on Pharmacology and Therapeutics, July 31-August 5, 1983, edited by L Lemberger and MM Reidenbergより転載)

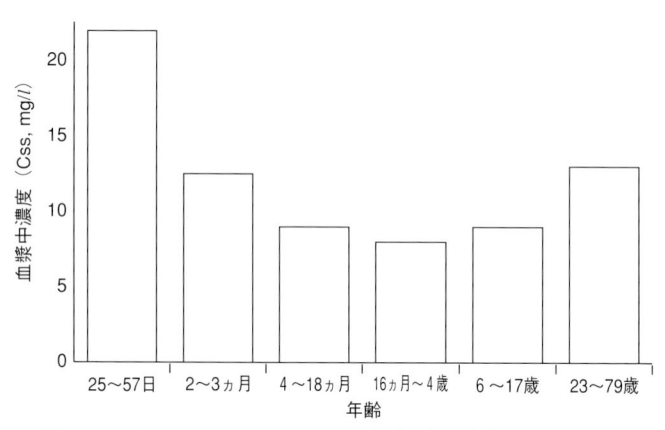

図3. テオフィリン20mg/kg/day投与時の定常状態におけるテオフィリン血漿濃度（Css）

(Aranda JV："Maturational changes in theophylline and caffeine metabolism and disposition：Clinical implications,"in Proceeding of the Second World Conference on Clinical Pharmacology and Therapeutics, July 31-August 5, 1983, edited by L Lemberger and MM Reidenbergより転載)

一方、16カ月から4歳までは多く投与する必要がある（図2）。

❺ 排　　泄

　newbornやearly childhoodにおいて使用する機会の多い抗菌薬は主に腎より排泄される。薬の腎排泄は糸球体濾過と尿細管分泌に依存するが、これらの機能はnewbornでは著しく低く、生後2年までに成人レベルに達する。newbornの糸球体濾過率（GFR）は成人の約30％とされているが、出生児の在胎週数によって大きく影響を受ける。有効腎血流量（RBF：effective renal blood flow）はGFRと関連しており、薬の腎排泄に影響を与える。RBFは生後2日間は著しく低く（34～99 ml/min/1.73m^2）、その後14～21日目までに54～166 ml/min/1.73m^2 まで増加し、さらに1～2歳までに成人レベル（600 ml/min/1.73m^2）まで達する。多くの薬の血漿クリアランスは1歳以降のearly childhoodに有意に上昇するが、このクリアランスの上昇の少なくとも一部には肝クリアランスの増加も関与していると考えられる。したがって、アミノグリコシドを含む抗菌薬の投与量は、前記のような腎および肝の発達状況を考慮したうえで設定する。

3　薬物投与について

　小児、特にnewbornにおいて有効で、かつ安全な薬物療法を行うための簡単な法則はない。当該年齢層における薬物動態値に基づいて投与量を設定し、かつ臨床効果に応じて投与量を調整することが合理的なアプローチである。しかし残念なことに、薬物動態値が年齢層別に十分検討されている薬は多くはない。そこで次善の策としてClark's、Cowling'sあるいはYoung'sなどの投与量を計算する公式がいくつか提唱されている。これらは単純に年齢・体重・体表面積などを基に計算するものであり、パラメーターが少なく臨床応用上手軽で便利であるが、既に述べたような多くの小児特有の薬物動態学的特徴を考慮に入れていないために、必ずしも十分でない場合がある。

　図2に示したように、ある一定の血中テオフィリン濃度を維持するためには加齢とともにテオフィリンの投与量を変更する必要がある。前述のように臨床の場で用いられている各個人に対する投与量の求め方は、体重や年齢を指標にしたものであり、非常に便利である。しかし、治療係数（maximum

表1. 成熟度に応じた抗菌薬の投与法

薬	Postconceptional Age*（週）	投与量（mg/kg**）	投与間隔（時間）
ゲンタマイシン	<24	2.5	36
	25〜27	2.5	24
	28〜29	3.0	24
	30〜37	2.5	18
	>37	2.5	12
バンコマイシン	<29	18	24
	30〜36	15	12
	37〜44	10	8

* Postconceptional age とは着床から出生までと出生後の週数の合計を示す
**報告された薬物動態値とモニタリングデータを基に推奨される当初の投与量。これらの薬を使用する場合は、実際の患者においてモニタリングすることが推奨される。
（Mark H. Beers, M. D., and Robert Berkow, M. D., 'Section 19. Pediatrics Chapter 258. Drug Treatment In New borns, Infants, And Children' from Merck Manual of Diaginosis and Therapy 17th Ed. 1999 NJ, USA）

tolerated dose と minimum effective dose の比）の小さい薬については適用できないことがあり、注意を要する。しかも newborn などではその出生時の成熟度が異なると、薬のクリアランスにバラツキがみられる。したがって、仮に年齢層別の薬物動態値が得られたとしても、個体の成熟度に応じて薬の投与量をさらに調整する必要がある（表1）。以下に、これらの問題に対処するための参考として小児における薬のコンパートメントモデルを紹介する。

newborn やより成長した小児では血中薬物濃度を対数値としてプロットすると、短時間で急速な分布相（α 相）とよりゆっくりした排泄相（β 相）からなる 2 コンパートメントモデルとして表現することができる。このモデルは newborn やより成熟した小児において多くの薬について応用できるが、ゲンタマイシン、ジアゼパム、ジゴキシンのように 3 コンパートメント以上のマルチコンパートメントモデルにフィットする薬や、排泄に飽和をきたし、時間あたり一定量しか排泄されないサリチル酸類などの薬では応用することはできない。幼児から思春期前までの小児では、α 相は β 相に比較して非常に短く、薬の投与設計にはあまり影響を与えない。同様に newborn に投与された薬の α 相も β 相よりも非常に短い。したがって、これらの小児において薬物投与設計を行う際にはシングルコンパートメントモデルに従うとみなすことができる場合がある。

2 コンパートメントモデルに従う多くの薬に関して、定常状態では投与量

に比例して血中濃度も変化する。例えば、フェノバルビタールを 10mg/kg/day 投与した時に血中濃度が 5 mg/l であった場合、投与量を 20mg/kg/day にすれば血中濃度もほぼ 10mg/l になるものと考えられる。

　薬効を急速に得ることが必要とされる場合にはローディングドーズを投与することが有用である。多くの薬においてローディングドーズは newborn や infant の方がより成熟した小児や成人よりも少し多くなる。しかし、出生後数週間は薬の除去が遅延するため、その後の維持投与量は減らし投与間隔は延ばすようにする。

　血液やその他の体液（唾液、尿、脳脊髄液など）中の薬物濃度測定は、有害反応が起きたときや効果が十分得られなかったとき、あるいはコンプライアンスをモニターするときに有用である。

4　薬物有害反応

　小児では、思いもかけないような薬物有害反応が出現することがある。例えば newborn においてグルクロニルトランスフェラーゼ活性が欠損していることを知らずにクロラムフェニコールを使用するとその毒性のため gray baby syndrome または，gray toddler syndrome が発症する。さらに newborn にサルファ剤を使用すると、この薬がビリルビンのアルブミン結合部位を置換することによって核黄疸すなわちビリルビン脳症を誘発する。またヘキサクロロフェンが経皮的に吸収されると young infant の脳に囊胞様病変が出現し神経病的異常をきたす。硼酸やアニリン染料がおむつに使用されていると、これらが経皮的に吸収され、中毒を起こすこともある。

　過剰投与による薬物有害反応は、通常薬の作用が過剰発現することによって生じる。このような例としては強心配糖体の過剰投与による不整脈がある。このような時は当該薬を中止あるいは減量することにより症状は改善する。

5　服用コンプライアンス

　服用ノンコンプライアンスの割合は小児科領域において驚くほど高く、定義の方法にもよるが 50 〜 75% ともいわれている。連鎖球菌性の感染症に対して 10 日間のペニシリン治療を小児に行い、その服用コンプライアンスを調

査した研究によって、3日目には56%の小児は服薬せず、この割合は6日目、9日目にはそれぞれ71%、82%まで増加することが明らかにされた。この服用ノンコンプライアンスは、長期にわたり治療の必要な若年性糖尿病や気管支喘息などの慢性疾患においても問題となっている。十分な治療効果が得られなかった場合は服用ノンコンプライアンスもその原因の1つである可能性がある。

外来治療であれば、服薬コンプライアンスを改善させるために、受診時に残薬をチェックしたり、尿中の薬物濃度を測定したり、あるいは親に服薬ノートをつけてもらい、いつどれだけの薬を服用したかを記録するように勧めたりすることは有効と思われる。

❶ 服薬ノンコンプライアンスを生じる医療側の要因

服薬コンプライアンスは投与方法が複雑、あるいは不便であると悪くなる。投与方法は簡単なほどよく、複数の薬を併用する場合はできるだけ一度に投与する方がよく、患者や両親が実行可能な投与方法を考えるべきである。

❷ 服薬ノンコンプライアンスを引き起こす親の事情

一部の親は、小児の薬物療法において自分自身が重要な役割を担っていることを十分理解していない可能性がある。診察時に説明した内容も診察室を出て、5分後には半分も覚えていないかもしれない。診察時に行った説明の前半は記憶に残りやすいようで、診断名は覚えているが薬の投与方法は忘れることもある。特に子どもが診察をいやがって泣きわめくようなときには注意が必要である。したがって、医師は薬物療法計画を紙に書いて渡すべきであり、難しい病名や薬の説明をするよりは、しっかり処方通りに服用するように強調する方がよい場合もある。

誤解がコンプライアンスを悪くしていることもある。例えば、"私の子どもはインフルエンザに既にかかったことがあるので、もう二度とかからないはずだ"というように麻疹か何かと勘違いしている場合などがある。このような誤解によって治療や診断に賛同していない場合でも、患者や両親はなかなか医師に訴えないことが多い。したがって、医師は注意深く観察し、沈黙の不同意を感じた場合にはその要因を明らかにし、これを解決したうえで薬物療法を行うべきである。

そのほか服薬ノンコンプライアンスを生じる要因として医師から得る情報に対する不満、医師から心理的サポートが得られないことに対する不満、医師に心配事をうまく表現できないことに対する不満、医師に説明してもらってもよく理解できないことに対する不満などがある。

❸ 服薬ノンコンプライアンスの患者自身の要因

　薬を服用しなくても深刻な状態にならないと信じたり、あるいは病気そのものを否定するような場合もある。特に慢性疾患に罹患している adolescent は、自分自身が疾患をコントロールし、治療していると認識させる必要がある。

〔大島康雄〕

CHAPTER 8

高齢者

1 高齢者とは

　"人は誰しも年をとれば身体の機能が徐々に低下してくる"。こう誰かが言った場合、多くの人は積極的に反論することはないと思われる。また臨床の現場でも、同じような病気に同様の治療を行った場合でも、高齢の患者は若い患者とは何かが違う、例えば病気からの回復が遅いといったことを感じることがあるかもしれない。しかし、高齢者に関する定義は簡単ではない。論文作成などの目的がある場合には、単純に年齢で区別するのが一般的である。この方法は何らかの作業をするときには便利であるが、それだけでは割り切れない部分があることは否めない。

　過去の文献ではどのように定義してあるだろうか。

　著者が最近の文献を調べたところ、原著論文ではすべて年齢で高齢者が定義してあり、65歳以上と定義した文献が68％、60歳以上と定義した文献が16％であった。原著論文については、科学的に検証可能である必要があるので、例えば65歳以上を高齢者と定義しているものと考えられる。

　一方、ハリソン内科学書などの教科書では、"加齢に伴いゆっくりと進行する恒常性維持機能の低下"というように機能低下によって高齢者を定義している。

　そこで本章では、65歳以上を高齢者の目安とする。このグループには以下の特徴が認められる。

1．多くの慢性疾患を合併している頻度が高い。
2．多くの薬を併用している頻度が高い。
3．生理機能が低下していることが多い（図1）。
4．薬物動態や薬力学的特徴が変化していることがある。

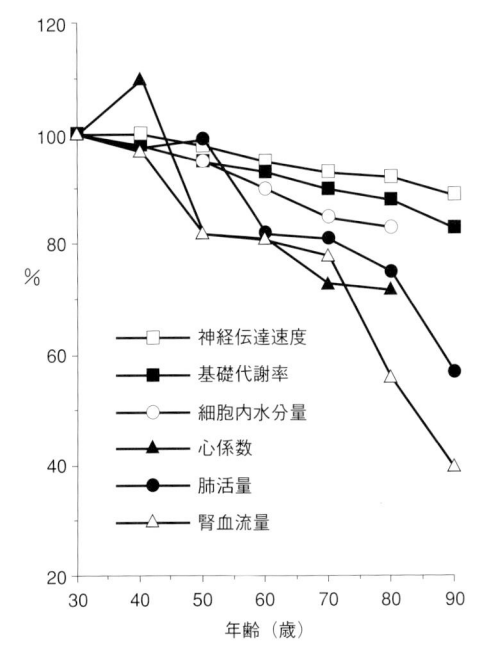

図1．加齢に伴う生理機能の変化（30歳に対する比率）

(Shock NW：Aging & biological aspects. Advancement of science. p.250, American Institute of Biological Science, Washington DC, 1960 より転載)

2　高齢者における薬物動態学的特徴

高齢者における薬の吸収・分布・代謝および排泄の特徴をまとめる。

❶ 吸　　収

加齢に伴って小腸粘膜表面積が減少する、あるいは胃液pHが上昇するといった報告があるが、これらの変化が臨床的に問題になるほど血中薬物動態に影響を与えるか否かは明らかではない。

❷ 分　　布

加齢に伴って体内総水分と除脂肪体重（貯蔵中性脂肪を除いた体重）は減少し、体脂肪は増加する。その結果、水溶性の薬の血中濃度（時に組織内濃度）が上昇することが知られている。一方、体脂肪の増加に伴って脂溶性の薬の分布容量は増加し、除去半減期は延長する。さらに、加齢に伴って血清アルブミン濃度は低下し$\alpha 1$酸性糖蛋白濃度は上昇する。酸性薬は血中では

主にアルブミンと結合するが、アルブミン濃度が低下すると、アルブミンと結合していない遊離型の薬の濃度が上昇するために、薬の効果が増強したり、有害反応が出現したりすることがある。

❸ 代　　謝

　加齢に伴い肝容積と肝血流量が減少するために、多くの薬の肝代謝は遅延する（表1）。

　肝組織あたりの薬物代謝酵素チトクロム P-450 の発現量は、加齢によって減少しないが、肝容積が減少するためにチトクロム P-450 による薬の代謝は減少する。典型的には薬の肝クリアランスは加齢に伴って 30 〜 40％減少するために、薬を投与する際にはこの点を考慮すべきである。

　一方、グルクロン酸抱合等の抱合反応による代謝に及ぼす加齢の影響は少ない。

　肝臓で代謝を受けることによって、活性代謝物を生じることがある。例えばベンゾジアゼピン類（ジアゼパム、クロルジアゼポキシド）、三環系アミン抗うつ薬（アミトリプチリン、イミプラミン）、向精神薬（クロルプロマジン、チオリダジン）、およびオピオイド鎮痛薬（モルヒネ、メペリジン）などはそれぞれ活性代謝物を生じる。これらの代謝物が主に腎より排泄される場合、高齢では血中濃度が上昇し、薬効が増強するとともに有害反応が出現する危険性も大となる。

❹ 排　　泄

　加齢に伴う腎容積と腎血流量の減少は個人差が大きく、約 1/3 のヒトでは加齢に伴うクレアチニン・クリアランスの低下は認めらないが、一方残りの 2/3 のヒトでは、10 年ごとに平均 8 ml/min/1.73m^2 の低下を認める。高齢者ではしばしば除脂肪体重の低下に伴いクレアチニンの産生量が低下するために、腎機能低下がマスクされることがある。つまりクレアチニン・クリアランスが低下しているにもかかわらず血清クレアチニン濃度が正常範囲であるときがあるので注意する。加齢に伴って糸球体機能が低下するとともに尿細管機能も低下する。

　これら加齢に伴う腎機能の低下の結果、薬の腎クリアランスも減少する（表1）。この腎クリアランスの低下がどの程度臨床上問題になるかは腎クリ

表1. 高齢者で肝代謝あるいは腎排泄が遅延する薬の例

	肝代謝	腎排泄
鎮痛薬、抗炎症薬	イブプロフェン モルヒネ ナプロキセン	…
抗生物質	…	アミカシン シプロフロキサシン ゲンタマイシン ストレプトマイシン トブラマイシン
心血管薬	アムロジピン ジルチアゼム リドカイン* ニフェジピン プロプラノロール キニジン テオフィリン ベラパミール	プロカインアミド カプトプリル ジゴキシン エナラプリル リシノプリル キナプリル
利尿薬	…	フロセミド ヒドロクロロチアジド トリアムテレン
向精神薬	アルプラゾラム* クロロジアゼポキシド ジアゼパム イミプラミン ノルトリプチリン トラゾドン トリアゾラム*	リスペリドン
その他	レボドパ	アマンタジン シメチジン 炭酸リチウム ラニチジン

＊高齢男性においては肝代謝が低下しているが、高齢女性では明らかでない
(Mark H. Beers MD, Robert Berkow, MD: The Merck Manual of Diagnosis and Therapy, Seventeenth Edition, Whitehouse Station, NJ, USA 1999, http://www.merck.com/ より引用)

アランスが総クリアランスに占める割合と、治療係数（maximum tolerated dose と minimum effective dose の比）に依存する。クレアチニン・クリアランス（実際に測定された値、または以下に示すコッククロフトの式により計算された値）が薬の投与量の指標となる。腎機能は変化しやすく、患者の全

身状態が著しく変化した場合、明らかな脱水状態になった場合あるいは脱水状態から回復した場合などは特に腎機能を再評価し、それによって薬の投与法を見直す必要がある。

コッククロフトの公式：加齢を考慮し、血清クレアチニン値（Cr）からクレアチニン・クリアランス（Ccr）を推測する式。クレアチニン・クリアランスの測定が困難な場合以外は使用するべきではない。

$$\text{Ccr [m}l\text{/min]} = \frac{(140 - \text{年齢}) \times \text{体重（kg）}}{72 \times \text{血清 Cr（mg/d}l\text{）}}$$

女性は得られた値に 0.85 を乗ずる。

3 高齢者における薬力学的特徴

高齢者では作用部位における薬の濃度が同じであっても、その薬効果は若年者と比較して大きい場合もあれば小さい場合もある。これは薬と受容体の相互作用、受容体刺激後のシグナル伝達、またはホメオステーシスを維持するための反応の違いに基づくものと考えられる。

加齢に伴って感受性が亢進する薬としてモルヒネ、ペンタゾシン、ワルファリン、ACE阻害薬、ジアゼパム（特に非経口投与時）、およびレボドパが知られている。一方加齢とともに感受性が低下する薬にはトルブタミド、グリブリド、β遮断薬などがある。このような薬では十分な効果を得るために投与量を増やす必要があるが、高齢者では有害反応が起きていてもその症状が出現しにくいことがあり、注意を要する。

4 高齢者における薬物有害反応

高齢者では薬物有害反応による入院や死亡の頻度は高く、米国では薬物有害反応のために入院した患者の 1/3 が、また死亡した患者の 1/2 が 60 歳以上と報告されている。高齢者では特に長時間作用型のベンゾジアジピン、非ステロイド性抗炎症薬、ワルファリン、ヘパリン、アミノグリコシド、イソニアジド、サイアザイド利尿薬（高用量）、抗悪性腫瘍薬、ほぼすべての抗不整

表2．薬物有害反応

疾患	薬	有害反応
心刺激伝導障害	β遮断薬、ジゴキシン 三環系抗うつ薬、ベラパミル	心ブロック
慢性閉塞性肺疾患	β遮断薬 オピオイド	気管支収縮 呼吸抑制
慢性腎機能障害	アミノ配糖体 NSAIDs 造影剤	急性腎不全
痴呆	アマンタジン、抗コリン薬 抗けいれん薬 レボドパ、向精神薬	錯乱の増強 せん妄
うつ病	アルコール ベンゾジアゼピン β遮断薬 中枢作用性降圧薬 コルチコステロイド	うつ病（増悪・発症）
糖尿病	コルチコステロイド 利尿薬	高血糖
緑内障	抗コリン薬	緑内障の憎悪
心不全	β遮断薬、ジルチアゼム ジソピラミド、ベラパミル	心不全の憎悪
高血圧症	NSAIDs	血圧上昇
起立性低血圧症	降圧薬、抗精神病薬 利尿薬、レボドパ 三環系抗うつ薬	めまい、転倒、意識消失
osteoporosis	コルチコステロイド	骨折
消化性潰瘍	抗凝固薬、NSAIDs	上部消化管出血・潰瘍
末梢血管疾患	β遮断薬	間欠性跛行
前立腺症	α作動薬、抗コリン薬	尿閉
低カリウム血症	ジゴキシン	心毒性

(Mark H. Beers MD, Robert Berkow, MD：The Merck Manual of Diagnosis and Therapy, Seventeenth Edition, Whitehouse Station, NJ, USA 1999, http://www.merck.com/)

脈薬などによる有害反応の危険が高い（表2）。しかし、β遮断薬、降圧薬、リドカイン、プロパフェノンなどの薬では加齢と有害反応の出現頻度の関連

は明らかではない。加齢に伴う薬物有害反応の増加には、薬物動態および薬力学的特徴の変化や薬の疾患に及ぼす悪影響（例えば、抗コリン作用薬の前立腺肥大症に及ぼす影響や利尿薬による起立性低血圧）などが関連しているものと考えられる。高齢では多剤併用療法を行う場合が多いが、多剤併用に伴う有害反応の危険性は使用する薬の数に応じて指数関数的に増加することが知られている。

❶ 薬物－疾患相互作用（薬が疾患を悪化させる）

薬物－疾患相互作用はいうまでもなくどの年齢層でも起こりうるが、特に高齢者において要注意といえる。高齢者ではさまざまな疾患の罹患率が高くなるが、薬の有害反応はこれらの疾患に伴う症状と区別することが容易ではなく、見逃されることがある。

❷ 薬物－薬物相互作用

いわゆる薬物相互作用は極めて多岐にわたる（表3）。高齢者では薬物動態や薬力学的特徴が変化していること、さらにしばしば多剤併用療法が行われることにより、薬物相互作用が問題となることが多い。高齢者における薬物相互作用の頻度を前向きに調べた研究によれば、薬物相互作用の頻度は40％であり、そのうち27％は重篤であったと報告されている。薬による薬物代謝阻害は高齢者でも若年者と同程度に認められる。例えば高齢者では若年者と同様にシメチジンやシプロフロキサシンはテオフィリンの代謝を、約30％阻害する。一方、薬による薬物代謝誘導は、薬によって異なる。例えば、フェニトインによるテオフィリンの代謝誘導は高齢者と若年で同程度であるが、リファンピシンなどによる代謝誘導は高齢者では小さい。

類似した有害反応をきたす薬を併用すると、高齢者で重大な問題を惹き起こす場合がある。例えば、抗パーキンソン薬、三環系抗うつ薬（イミプラミンなど）、向精神薬（チオリダジンなど）、抗不整脈薬（ジソピラミドなど）、および市販の抗ヒスタミン剤（ジフェンヒドラミン、クロルフェニラミンなど）は口腔内乾燥、歯周病、かすみ目、便秘、尿閉あるいは精神錯乱をきたしたり、あるいは悪化させたりすることがある。

表3．高齢者において注意を要する薬物相互作用

機序	影響される薬	影響する薬	効果
薬動学的相互作用			
吸収の低下	ジゴキシン	制酸薬、コレスチラミン、コレスチポール	ジゴキシンの効果減弱
	シプロフロキサシン	スクラルファート	抗菌効果の低下
胃内容排出速度の変化	ほとんどの薬	メトクロプラミド	薬物吸収速度の増加
		抗コリン薬	薬物吸収速度の減少
蛋白結合部位の競合	ワルファリン	アスピリン、フロセミド	抗凝固作用の増強
薬物代謝酵素の阻害	ワルファリン	シメチジン、メトロニダゾール、オメプラゾール、トリメトプリム-スルファメトキサゾール	抗凝固作用の増強、出血
	テオフィリン	シメチジン、シプロフロキサシン、ジスルフィラム、エノキサシン、エリスロマイシン、メキシレチン	テオフィリン中毒
薬物代謝酵素の誘導	ワルファリン	バルビツール酸塩、カルバマゼピン、リファンピン	抗凝固作用の減少
	フェニトイン	バルビツール酸塩、リファンピン	発作抑制効果の減少
	テオフィリン	カルバマゼピン、フェニトイン、リファンピン	呼吸困難の増悪
尿細管分泌の低下	メソトレキセート	ペニシリン系抗生物質、プロベネシド、サリチル酸塩	メソトレキセートの毒性
腎クリアランスまたは非腎クリアランスの低下	ジゴキシン	アミオダロン、ジルチアゼム、キニジン、ベラパミル	ジギタリス中毒
薬力学的相互作用			
コリン受容体に対する相加作用	ベンズトロピン	他の抗コリン薬（例，抗ヒスタミン薬、三環系抗うつ薬、チオリダジン）	錯乱、尿閉
β受容体の競合阻害	アルブテロール	β遮断薬	気管支拡張作用の低下
心刺激伝導系への影響	β遮断薬	ジゴキシン、ジルチアゼム、ベラパミル	徐脈、心ブロック

8. 高齢者

表3. 続き

機序	影響される薬	影響する薬	効果
低カリウム血症	ジゴキシン	利尿薬	ジギタリス毒性
起立性低血圧	利尿薬	ACE阻害薬、α遮断薬、レボドパ、フェノチアジン、三環系抗うつ薬、血管拡張薬	転倒、脱力、意識消失
腎血流量の低下	利尿薬	NSAIDs	腎機能障害
血小板機能、凝固能、および粘膜に対する影響	アスピリン	ワルファリン	消化管出血

(Mark H. Beers MD, Robert Berkow, MD：The Merck Manual of Diagnosis and Therapy, Seventeenth Edition, Whitehouse Station, NJ, USA 1999, http://www.merck.com/)

5 高齢者における薬の適正使用

❶ 高齢者に薬物療法を行う際の注意点

　より適正な薬物療法を行うために、特に高齢者において目安となる点を述べる。

　ⅰ）投　与　量

　治療係数の小さい薬を高齢者に投与する場合は通常成人の1/2～1/3の用量から始める。また、薬が患者の合併症を悪化させる可能性があり、さらにクリアランスの低下が明らかな場合には、治療係数とはかかわりなく投与量を1/2に減らす。

　ⅱ）コンプライアンス

　服用コンプライアンスの問題は必ずしも高齢者に限ったものではないが、しかし、約40％の高齢者では処方された薬の一部または全部が服用されていなかったという報告もある。十分な治療効果が得られなかった場合などにはこの点も考慮すべきである。

❷ 薬物カテゴリー別の注意点

以下に各薬のカテゴリー別の注意点を述べる。

ⅰ) 利 尿 薬

低用量のサイアザイド系利尿薬（ヒドロクロロチアジドやクロロサリドン）は、低カリウム血症や高血糖をきたす危険が少なく、一般に高血圧を良好にコントロールすることができる。カリウムの補充は必要ではないことが多い。しかし、投与量が増えると低カリウム血症などの有害反応が出現しやすくなるので注意を要する。

ⅱ) 利尿薬以外の降圧

現在、高血圧の治療に用いられている降圧薬はすべて高齢高血圧患者にも有効である。しかし、これらの降圧薬のうちで利尿薬およびβブロッカーが高齢高血圧患者の心血管系合併症を減少させることが明らかにされている。禁忌症としてβブロッカーではCOPDおよび末梢血管障害、クロニジンではうつ病、血管拡張薬およびαブロッカーでは起立性低血圧がある。短時間作用型のジヒドロピリジン系Ca拮抗薬（ニフェジピンなど）は、他の降圧薬と比較して死亡率を増加させるという観察研究があり、高齢高血圧患者の治療には避ける。

ⅲ) 抗不整脈薬

プロカインアミド、キニジン、リドカインの薬物動態は加齢に伴って変化するため、高齢者ではこれらの薬の投与量を減らす。また、メキシレチンあるいはフレカイニドやプロパフェノンなど1C群の抗不整脈薬に伴う有害反応の出現頻度は、加齢とともに増加する。高齢者では血清クレアチニン値が正常でもジゴキシンのクリアランスは平均50%低下するために、ジゴキシンの投与は少量（0.125mg/日）から開始し、症状の変化と血清ジゴキシン濃度を基にして投与法を変更する。

ⅳ) 抗パーキンソン薬

レボドパの総クリアランスは高齢者で低下しているために、起立性低血圧や錯乱をきたす危険性が大きい。したがって高齢者では低用量のレボドパから開始し、有害反応の出現に注意する。レボドパ服用中に錯乱を認めた患者では他のドパミン作動薬（ブロモクリプチン、ペルゴリドなど）によっても錯乱をきたす可能性がある。

ⅴ）抗凝固薬

 加齢に伴ってワルファリンの薬物動態は変化しないが、感受性は亢進する。したがって、高齢者では初期投与量および維持投与量を低めに設定し、抗凝固能をモニターしながら投与量を増減する。

ⅵ）向精神薬

 向精神薬が投与されている高齢者の約20％に鎮静作用、起立性低血圧、抗コリン作用あるいはアカシジアを認める。また、向精神薬によって誘発されたパーキンソン症候群は、薬を中止した後も6〜9カ月続くとされる。したがって、高齢者に向精神薬を投与する場合、常用量の約1/4より開始し、その後徐々に増量すべきである。新しい非典型向精神薬は錐体路外症状をきたすことが少なく、高齢者の治療にも有用であると考えられる。

 アルプラゾラム、ロラゼパム、オキサゼパムの除去半減期は比較的短く、鎮静や睡眠を誘導するのに好ましいといえる。部分的セロトニンアゴニストのブスピロンは、ベンゾジアゼピンと同じくらい抗不安薬として有効で、かつ高齢者でも比較的安全に使用できるが、効果発現までに2〜3週間もかかることがある。

ⅶ）抗うつ薬

 フルオキセチン、パロキセチン、セルトラリンなどの選択的セロトニン再取り込み抑制薬（SSRI）は有効性が高い。これらの薬のうちフルオキセチンの代謝物には活性があり、かつ除去半減期が長いために注意を要する。パロキセチンは、肝チトクロムP-450 2D6酵素活性を抑制するために、併用薬の代謝を阻害することがある。またセルトラリンは、しばしば下痢をきたすことが知られている。

 三環系抗うつ薬を用いるときには、より有害反応の少ない薬を選ぶ。有害反応としては抗コリン作用（アミトリプチリン、イミプラミンなど）、抗ヒスタミン作用あるいは抗ドパミン作用（アモキサピンなど）などが知られており、これらの薬は高齢者ではできるだけ避ける。ノルエピネフリン再取り込み抑制薬であるノルトリプチリンやデシプラミンは抗コリン作用が比較的少ない。しかし、ノルトリプチリンは、過剰投与によって心毒性をきたす。トラゾドンは抗コリン作用が少なく、また三環系抗うつ薬より心毒性が少ないが、持続勃起症を誘発することがある。より新しい薬（ネファゾドン®など）は、SSRI投与によっても十分な効果が得られないときやあるいは重篤な有害反

応が出現したときにのみ使用すべきである。メチルフェニデートは脳血管障害に伴ううつ病に有効であるとされている。

viii）血糖降下薬

　加齢によってインスリン・クリアランスは低下するが、一方、インスリン抵抗性が増大するためにインスリンの投与量が減らないこともある。スルホニル尿素系薬投与による低血糖の出現率は加齢に伴って増加する。クロルプロパミドは高齢者では、低ナトリウム血症をきたす危険が大きく、また効果が遷延するため、できるだけ使用しない。

　メトフォルミンはインスリン感受性を亢進させ、高齢者では単独あるいはスルホニル尿素系薬との併用で用いられる。しかし、高齢者における長期間の有効性および安全性は確立されておらず、また、稀ではあるが乳酸アシドーシスを誘発することがある。

　ピオグリダゾンは末梢組織におけるインスリン感受性を亢進させ、併用するインスリンや経口血糖降下薬の効果を高める。しかし、長期投与中に、肝機能障害をきたす可能性があり、肝機能をチェックする必要がある。

　アカルボースは食後高血糖を抑制し、他の糖尿病治療薬と併用されることが多い。高齢者では特に消化器症状が問題になることがある。

ix）鎮　痛　薬

　非ステロイド系消炎鎮痛薬（NSAIDs）は高齢者で最も広く用いられている薬であるが、重篤な有害反応として上部消化管出血が知られている。この有害反応はNSAIDsを投与開始したときおよび投与量を増量したときに特に起こりやすいとされている。高齢者においてNSAIDsによる上部消化管出血の頻度が特に高いか否か明らかではないが、一旦生じると若年者に比し高齢者では死亡率が高いとされている。さらに、NSAIDsとワルファリンを併用すると上部消化管出血の危険性は10倍以上増加する。NSAIDsによる上部消化管出血をが出現しやすいと考えられる高齢患者ではミソプロストールやプロトンポンプ阻害薬（オメプラゾール、ランソプラゾールなど）などを併用し、消化性潰瘍の発症の危険を減らす。一方、NSAIDsのもう1つの重篤な有害反応である腎障害の危険性は高齢者で大きい。したがって、血清クレアチニンなどで腎機能の変化をモニターし、腎障害の進展を未然に防ぐ必要がある。

〔大島康雄〕

CHAPTER 9

肝、腎障害時の薬物投与

1 腎障害時の薬物投与

❶ 腎障害患者での薬物動態の特徴

ⅰ）吸収の変化

　腎不全では血中に尿素が蓄積し、さらにその水解も亢進するので胃液pHが上昇し、その結果薬の吸収が変わる場合がある。また、腎不全患者では、リン吸着薬として水酸化アルミニウムを使用する場合があるが、これはアスピリン、テトラサイクリン、フェニトインなどいくつかの薬を吸着することが知られており、同時服用は避ける。

ⅱ）蛋白結合率の変化

　酸性薬は主にアルブミンと結合するが、腎不全時には酸性薬の蛋白結合率が低下し、薬効が高まることがある。その理由としては、血清アルブミンの減少が考えられる。一方、塩基性薬は$α1$酸性糖蛋白と主に結合する。この蛋白は腎不全時に低下することはなく、塩基性薬の蛋白結合率は変化しない。

ⅲ）分布容積の変化

　腎不全時には血清アルブミンが減少することが多いために、特に酸性薬の蛋白結合率が低下し、遊離型濃度が上昇する。その結果薬は組織に分布しやすくなり、分布容積は増加する。このような影響は蛋白結合率が比較的大きく、分布容積が比較的小さい薬（例えばワルファリン、フェニトインなど）で顕著である。

ⅳ）代謝の変化

　腎不全時の肝薬物代謝に関する検討はあまりない。

ⅴ）排泄の変化

　腎排泄型薬の排泄は、腎機能低下時には減少し、除去半減期は延長する（表1）。そのため、後述のような工夫が必要である。

表1．腎不全時の消失半減期の変化

薬	腎機能正常者 (hr)	腎不全患者 (hr)
ジゴキシン	30	85
ゲンタミシン	2.7	42
テトラサイクリン	6	65
フルコナゾール	25	125
オフロキサシン	5.5	32.5
エリスロマイシン	1.8	3.2
エタンブトール	11	11
オメプラゾール	1.5	1

(Bennett WM：Guide to drug dosage in renal failure. Avery's drug treatment 1725, 1998 より引用)

❷ 腎障害時の投与法

■1 一 般 原 則

　まず、使用する薬の排泄経路を考える。胆汁から糞便へ排泄される薬については、特別な注意は不要である。したがって、可能であれば肝代謝型薬を用いる。但し、代謝物が腎より排泄されることもあるので、注意を要する。これに対し、腎排泄型薬を、もともと腎機能の低下している患者や脱水状態の患者（例えば糖尿病で多尿が続くもの）に用法用量通り投与すると、過量投与となり、薬剤性腎障害を起こす頻度が高くなるので注意する。

■2 第一歩は正確な GFR の評価から

　腎排泄型薬の尿中への排泄能は患者の腎機能に比例する。したがって正確な腎機能の評価が有害反応予防の第一歩である。血清クレアチニン濃度はその簡便な指標であるが、体内のクレアチニン量は筋肉量に左右されるので、筋肉の少ない女性や高齢者では血清クレアチニン濃度のみから腎機能を推定しようとすると、過大評価してしまうことがあり、注意を要する。本来ならばイヌリンクリアランスまたは内因性クレアチニン・クリアランス（Ccr）を測定し、糸球体濾過率（GFR）を推定するべきであるが、下記ような血清クレアチニン濃度を用いたGFR推定式（Cockcroftの式）があり、有用である。

　　・GFR ＝（140 －年齢）×体重（Kg）÷（72×血清クレアチニン濃度（mg/dl））
　　　　　　　　　　　　　　　　　　　　……成人男性
　　・GFR ＝（140－年齢）×体重（Kg）÷（85×血清クレアチニン濃度（mg/dl）
　　　　　　　　　　　　　　　　　　　　……成人女性

但し片麻痺では20%、四肢麻痺では40%減らす。

なお、乳児、小児では以下のようなGFR推定式が報告されている (Schwartz GJ. Pediatrics : 58 259, 1976)。

・GFR（ml/min/1.73mm^2）= 0.55 ×身長（cm）÷血清クレアチニン濃度（mg/dl）　　　　　　　　　　　……乳幼児～学童

・GFR（ml/min/1.73mm^2）= {1.5 ×年齢（year）+ 0.5 ×身長（cm）} ÷血清クレアチニン濃度（mg/dl）　　……中学生～高校生

但し、これらは腎機能が安定しているときにのみ有用であり、急性腎不全など腎機能が変化しつつある場合には、過剰評価してしまう可能性がある。

3 投与計画の変更

前に述べたように、腎排泄型薬の尿中への排泄能は患者の腎機能に比例する。したがってこれらの薬を腎機能の低下した患者に投与するときには、投与量を減らしたり、投与間隔を長くして、血中薬物濃度が中毒域に達するのを防ぐ必要がある。具体的には、代謝物に活性がないと仮定すると、

患者投与量＝通常投与量×（患者GFR/正常GFR）

または

患者投与間隔＝通常投与間隔÷（患者GFR/正常GFR）

という補正を行う。

さらに、尿中未変化体排泄率（fu）を考慮すると、

補正係数　G = 1 − fu ×｛1 −（患者GFR/正常GFR）｝

を用いて

患者投与量 = 通常の投与量× G

または

患者投与間隔＝通常の投与間隔÷ G

となる（Giusti-Haytonの式）。

補正係数Gを簡単に求めるノモグラムおよび主な腎排泄型薬のfu値を次に示す（図1）。

また、これに似た簡便なものとしては、Detteliのノモグラムがある（図2、表2）。ここでは腎外クリアランス（CNR）とクレアチニンクリアランスをもとに、投与量を変更する。いわゆる腎排泄型薬とは、一般的にはCNRが小さく、fuの大きなものであり、これらは腎機能障害では投与計画を変更する

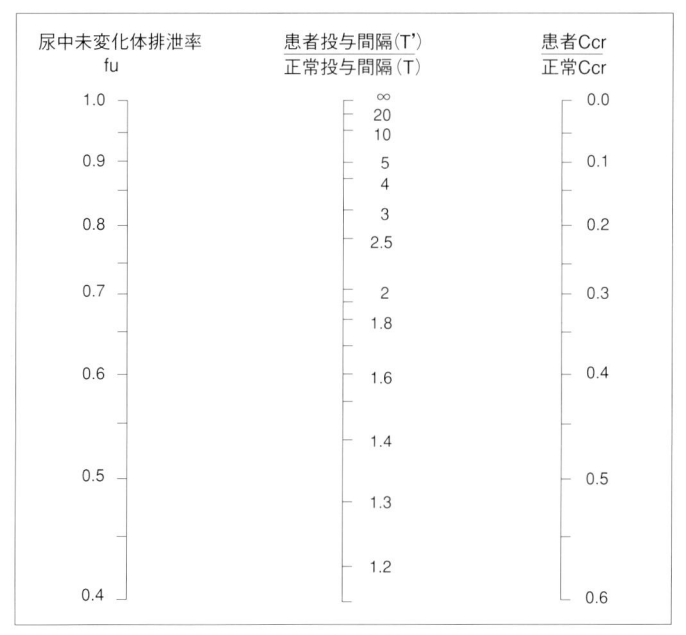

図1. Giusti-Hayton の式による補正係数を求めるためのノモグラム
各薬の fu 値を薬物動態値表より調べ左側縦軸上にプロットし、次に正常者 Ccr に対する患者 Ccr 比を右側縦軸上にプロットする。この 2 点を直線で結び、中央の縦軸との交点の値を読む (T'/T)。この値に正常投与間隔をかけた値が、投与量を変えずに、投与間隔を変える場合の、患者における投与間隔となる。
(Rowland and Toner Clinical Pharmacokinetics；1980 より転載)

必要がある。また、fu の小さな胆汁排泄型薬物の中にも直接腎細胞障害を起こすもの（例：NSAIDs、シクロスポリン A など）があり、腎機能障害時に投与量を減らすべきである。

但し、これはあくまでも一般原則であり、個々の症例では有害反応のサインをなるべく早く発見するよう努力するとともに、可能な限り TDM を行い、投与計画をより合理的なものにする。

◼4 Polulation pharnacokinetics から得られた Mean parameters を利用する

一方、重篤な薬剤性腎障害を起こしやすいことが知られている、いくつかの薬物では polulation pharmacokinetics の手法を応用した、より信頼度の高

血清クレアチニン濃度(mg/dl)

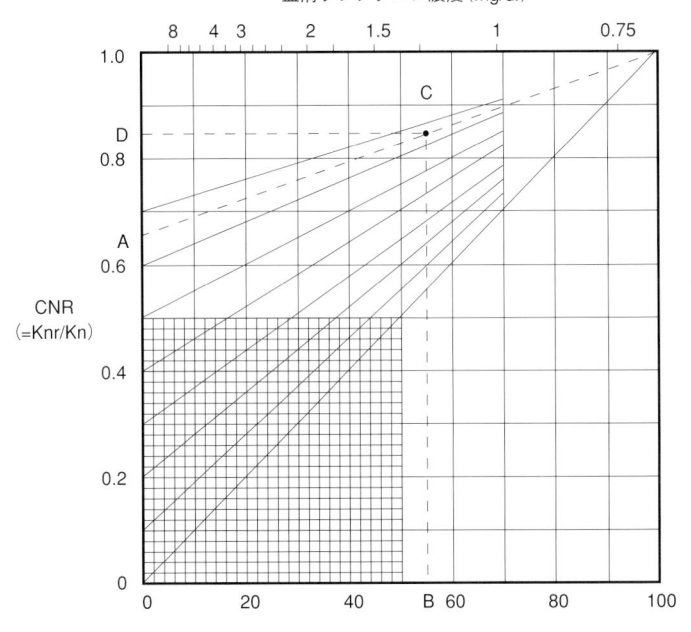

図 2. Detteli のノモグラム
左側の縦軸に薬物の CNR を表から読み、プロットする（A）。患者 Ccr を計算し、下の横軸上にプロットする（B）。次にAと左上角を直線で結び、Bからの垂線との交点Cを求める。さらに、Cを通るX軸に平行な線を引き、それと左側縦軸との交点Dが、患者の補正係数となる。この場合の投与量＝補正係数×正常での投与量、投与間隔＝正常での投与間隔÷補正係数、となる。個別の CNR は表 2 参照のこと。

い投与方法が推奨されつつある。

❸ 個々の薬剤性腎障害の頻度が高い薬の投与法

薬剤性腎障害の頻度が高い薬には以下のものがある（表 3）。それぞれの薬について一般的な特徴を示す。

表2．主な腎排泄型薬の尿中未変化体排泄率 fu と総クリアランスに対する腎外クリアランスの割合 F_{NR}

	薬物	fu(%)	F_{NR}		薬物	fu(%)	F_{NR}
抗生物質	**ゲンタミシン**	>95	0.02	強心薬	**ジギトキシン**	33	0.7
	アミカシン	95	0.02		**ジゴキシン**	72	0.3
	トブラシン	>95	0.02				
	アンピシリン	90	0.1	抗不整脈薬	**ジソピラミド**	60	0.4
	ペニシリンG	75	0.08		リドカイン	5	0.95
	ピペラシン	80	0.3		メキシレチン	10	0.8
	セファクロール	80	0.25		**プロカインアミド**	70	0.3
	セファゾリン	85	0.06		アミオダロン	1	1
	セフォタキシム	60	0.4		**フレカイニド**	40	0.7
	セフトリアキソン	60	0.5		**シベンゾリン**	75	0.4
	セフォペラゾン	20	0.7		アプリンジン	15	1
	セフチゾキシム	75	0.05				
	セフタジジム	88	0.35	抗がん薬	**メソトレキセート**	94	0.06
	セフォチアム	80	0.35		**シスプラチン**	70	0.2
	セフメタゾル	85	NA		シクロフォスファミド	35	0.6
	ラタモキセフ	75	0.05				
	イミペネム	70	0.3		マイトマイシンC	40	0.6
	オフロキサシン	80	0.25		**ブレオマイシン**	60	0.45
	エタンブトール	85	0.2		ドキソルビシン	35	0.6
	テトラサイクリン	60	0.12		フルオロウラシル	15	1
	クロラムフェニコール	5	0.95		タモキシフェン	<10	0.9
	ミノサイクリン	11	0.85	免疫抑制薬	タクロリムス	<10	1
	エリスロマイシン	13	0.8		シクロスポリンA	2	1
	クラリスロマイシン	75	0.25	抗ウイルス薬	**アシクロビル**	70	0.1
	ケトコナゾール	5	1				
	クリンダマイシン	10	0.9		**アマンタジン**	90	0.1
	グリセオフルビン	<5	1		**ガンシクロビル**	>95	0
	バンコマイシン	95	0.03		リバビリン	60	NA
降圧薬	**ヒドララジン**	25	0.75	抗真菌薬	グリセオフルビン	<5	1
	メチルドパ	60	0.4				
	カプトプリル	70	0.55	抗結核薬	イソニアジド	20	0.6
	エナラプリル	50	0.1		リファンピシン	20	0.85
	アテノロール	90	0.06				
	プロプラノロール	<5	1	その他	**リチウム**	100	0.02
					シメチジン	80	0.3

※**太字**は腎機能障害時に投与変更が必要とされるものである。なお、比較のために変更の必要がないものもいくつか示してある。

表2. 続き

	薬物	fu(%)	F_{NR}		薬物	fu(%)	F_{NR}
その他	**ラニチジン**	70	0.3	その他	ジクロフェナック	<10	1
	オメプラゾール	<5	1		イブプロフェン	10	1
	ベザフィブレート	32	0.15		モルヒネ	15	0.9
	アスピリン	<10	1		ワーファリン	0	1

※太字は腎機能障害時に投与変更が必要とされるものである。なお、比較のために変更の必要がないものもいくつか示してある。

(Dettli L:Nomogram method of estimation in renal faikure. Avery's drug treatment 1757, 1998. 石崎高志、ほか（編）：薬物投与計画マニュアル. 医学書院、東京、1986 などより改変)

表3. 薬剤性腎障害の頻度の高い薬

薬	頻度
抗生物質	37%
NSAIDs	26%
抗腫瘍薬	15%
抗リウマチ薬	11%
造影剤	6%

(酒井 紀:薬剤性腎障害. 日本内科学会雑誌82:(9), 1992 より引用)

❶抗生物質

　この中ではセフェム系が約半数を占めており、次にアミノグリコシド系、ペニシリン系が続く。

　セフェム系の腎毒性は軽度のものが多いが、使用頻度は高く有害反応も多い。腎不全では投与量は通常の50%で十分なことが多い。特にセファロリジンは注意を要する。また、例外的にセフォペラゾンやセフトリアキソンは胆汁排泄型であり、投与量を変更する必要がないとされる。

　マクロライド系ではクラリスロマイシンを除いて肝代謝型であり、投与変更の必要はない。

　アミノグリコシド系は腎障害を起こす頻度が高く、また重篤な場合が多いので注意を要する。投与量変更とともにTDMを行うことが望ましい。

❷ NSAIDs

　腎血管収縮により腎障害を生じる。腎不全での投与量は通常の50%で十分なことが多く、短時間作用型を選ぶようにする。また、プロピオン酸系やスリンダクではプロスタグランジン合成阻害作用が少ないとされている。

❸ 抗腫瘍薬

　シスプラチンは腎排泄型であり、尿細管に対する直接毒性がある。腎機能障害時には前述のような投与方法の工夫とともに、hydration による利尿が不可欠である。一般に抗がん薬による腎障害は1回投与量が多いほど、投与速度が大きいほど強くなるため、1回投与量を少なく、投与間隔を十分とる必要がある。また、シスプラチンの腎毒性を軽減させた誘導体として、ネダプラチンやカルボプラチンがある。メトトレキセートの溶解性は尿 pH が酸性のときには低下する。このような場合には薬物塩が尿細管内で析出することもあるので、十分な hydration による利尿が大切である。さらにフロセミドは尿を酸性化させるので注意が必要である。

❹ 造影剤

　造影剤も腎排泄型であり、注意を要する。特に老人、脱水、糖尿病患者などの場合には潜在的な脱水の場合もあるために、保存期腎不全患者に投与する際には前もって十分な hydration と投与後の注意深い観察が必要である。透析患者では、造影剤使用後早い時期に透析を行い、造影剤を除去する。

❺ 腎排泄型薬の投与例

　ここでは、腎排泄型薬を腎機能低下患者に投与する場合の方法を、薬別に説明する。但し、紙面の都合もあり、レジデントにとって最低限必要と思われる2～3の薬について（主に成人の場合について）説明する。但し、これらはあくまで統計学的な平均値であり、個々の患者において必ずしも当てはまらない場合がある。一方、薬の投与を始めなくては本当の個々の患者パラメータは求められない。したがって、この方法に基づいて初期投与を開始し、定常状態となったところで TDM を行い、投与計画を個々の患者に合わせて変更する必要がある。

　ⅰ）ジゴキシン

　古典的ではあるが、現在でも広く使用される貴重な薬物である。

・適応症：心不全［但し IHSS（特発性肥大性大動脈弁下狭窄症）による場合を除く］、頻脈性心房細動、心房粗動。
・治療域血清中ジゴキシン濃度：心不全では 0.8～1.8ng/ml、心房細動では 1.0～2.3ng/ml

- 中毒域：成人では 2.0ng/ml 以上
- Kinetic parameters：ジゴキシンの kinetic parameters はクレアチニン・クリアランスを評価することから始まる。蓄尿できない場合には GFR 推定式（Cockcroft の式、前述）を用いる。

$$Vd（分布容積；L/Kg）= 4.5 + 0.028 \times （Ccr；クレアチニン・クリアランス、単位 ml/min）$$

$$CL（Total\ clearance；L/day）= 1.47 \times （Ccr；単位\ ml/min）+ 82$$

頻脈性心房細動の治療として静脈内投与（急速飽和法）を行おうとする場合には、目標血清濃度を C（ng/ml）とすると

$$初回投与量 = C \times Vd = CX（4.5 + 0.028 \times Ccr）$$

となる。

実際には、これを 3〜4 回に分けて、6 時間おきにゆっくり静脈内注射する。C については、中毒の可能性もあるため、やや低めに設定する（1.2〜1.5ng/ml）。

その後、1 日 1 回の経口服用に変更しようとすると、

$$維持量（\mu g）= C（ng/ml）\times CL（L/day）\times （投与間隔、日/回）$$
$$\div F（生体内利用率）= C \times （1.47 \times Ccr + 82）\div F$$

となる（単位に注意）。

ジゴキシン錠の F はおよそ 0.7〜0.8 であるので、これを用いる。このように投与を開始し、定常状態となったところで、TDM を行い、個々の患者に合わせて微調整する。なお急速飽和する必要のない場合には、最初から維持量を内服してもかまわない。

ⅱ）アミノグリコシド系抗生物質

これらの薬の Vd は腎機能と相関しないが、除去半減期は腎機能と逆相関

表 4. アミノグリコシド系薬の除去半減期（単位：時間）とクレアチニンクリアランスの関連

Ccr(ml/min)	120	110	100	90	80	70	60	50	40	30	20	10
ゲンタマイシン トブラマイシン	2.0	2.2	2.4	2.7	3.0	3.4	4.0	4.8	6.0	8.0	12.0	24.0
アミカシン	3.0	3.3	3.6	4.0	4.5	5.1	6.0	7.2	9.0	12.0	18.0	36.0
バンコマイシン					11.7	13.2	15.2	18.0	21.0	27.8	38.4	62.0

（石崎高志, ほか（編）：薬物投与計画マニュアル．医学書院，東京，1986 などより改変）

する。

　したがって、初回投与量は通常通りでよく、1-②-3「投与計画の変更法」（127頁）、に合わせて投与間隔を変更する。

　　　　患者投与間隔＝通常の投与間隔÷（患者 GFR/ 正常 GFR）

　アミノグリコシド系抗生物質の除去半減期とクレアチニンクリアランスの関係を表4に示す。

ⅲ）バンコマイシン

　日本人成人における population pharmacokinetic data によるとバンコマイシンのVdは体重とも相関がないとされる(Yasuhara, et al:Ther Drug Monit 20:139,1998)。しかし、除去半減期については腎機能低下者では腎機能と逆相関する。

　つまり、

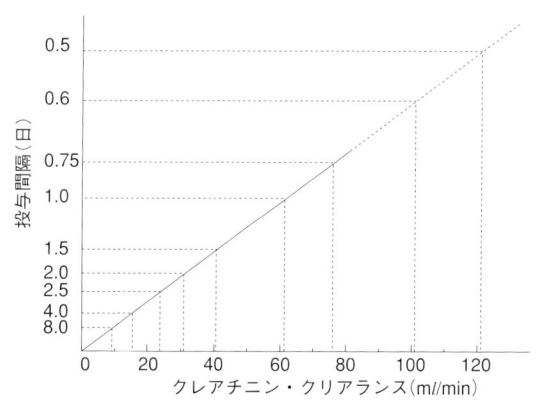

図3．クレアチニン・クリアランスから VCM 投与間隔を算出するノモグラム
成人に VCM1g を1時間で反復点滴静注、目標ピーク値50μg/ml、トラフ値7.5μg/ml としたとき
(Yasuhara M, et al：Ther Drug Monit 20：139-148, 1988 より転載)

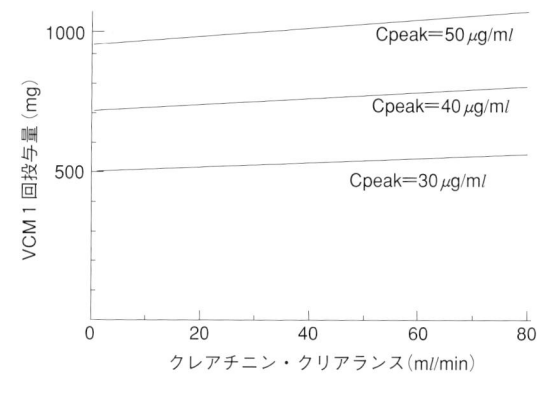

図4．クレアチニン・クリアランスより推定した、目標ピーク値別の VCM 投与量
成人に各1時間で点滴静注し、目標トラフ値＝7.5μg/ml とした場合
(Yasuhara M, et al：Ther Drug Monit 20：139-148, 1988 より転載)

$$Vdss = 60.7 \text{（L）}$$
$$CL \text{（L/hr）} = 0.0478 \times Ccr \text{（m}l\text{/min）} \quad \cdots Ccr < 85\text{m}l\text{/min のとき}$$
$$CL \text{（L/hr）} = 3.51 \quad \cdots Ccr > 85 \text{ のとき}$$

となる。

尿中未変化体排泄率は 95％以上であり、除去半減期は**表 4** のようになる。また、1 回 1 g を 1 時間かけて点滴静注する場合の推奨投与間隔は**図 3・4**のノモグラムより求められる。

なお、日本人新生児、小児においては

$$Vdss = 0.522 \times body\ weight\ \text{（Kg）}$$
$$CL \text{（L/hr）} = 0.119 + 0.0619 \times \text{（Age（yr）} - 1\text{）} \times body\ weight\ \text{（Kg）}$$
$$\cdots\cdots 1 \text{ 歳以下}$$
$$CL \text{（L/hr）} = 0.119 + 0.00508 \times \text{（} 1 - Age \text{（yr）}\text{）} \times body\ weight\ \text{（Kg）}$$
$$\cdots\cdots 1 \text{ 歳以上}$$

とのことである（Yasuhara et al. Ther Drug Monit 20：612,1998）。

❹ 薬の透析性

現在のわが国には約 20 万人の腎不全患者が透析を行っており、これら患者に対して使用する薬の透析性が問題となることがある。薬の透析性に関与する因子には薬側のもつものと、透析技術上のものがある。

■ 血液透析における薬側の因子（表 5 ）

①分子量が小さいものほど血液透析で除去されやすい。透析膜はふるいであり、小さな薬ほど通過しやすい。逆に分子量の大きなもの（例：ヘパリン、バンコマイシンなど）は通過しにくい。

②蛋白結合率の低いものほど、除去されやすい。アルブミンなど薬と結合する蛋白は大分子であり、遊離したものが透析膜を通過できる。

表 5 ．透析性に影響する薬物側の因子

要因	影響
分子量	分子量が小さいと除去されやすい
蛋白結合率	蛋白結合率が低いと除去されやすい
分布容積	分布容積が小さいと除去されやすい
水溶性	水溶性が高いと除去されやすい

表6．薬物除去能を変化させる要因

要因	影響
透析膜の孔径	大きいほど大分子まで除去可能
血流量	大きいほど除去率が向上するが、一定のところで頭打ちとなる
透析液流量	大きいほど除去率が向上するが、一定のところで頭打ちとなる
透析膜面積	大きいほどより多くの薬物を除去できる
透析膜の膜厚	薄いほど除去率が向上
限外濾過圧	大きいほど限外濾過量が増え、より大分子まで除去可能
透析膜の荷電	陽性荷電膜は酸性薬物を吸着しやすく、陰性荷電膜は塩基性薬物を吸着しやすい

　③分布容積の小さく、水溶性の高いものほど、除去されやすい。逆に分布容積が大きく、脂溶性の高いものは、透析で一部を除去できても体内のプールが大きく、血中濃度を下げるのは困難である。一般には $Vd = 2l/Kg$ 以上のものは透析性が少ないと考えられている。

2 透析技術側の因子

　近年は透析膜の性能向上に伴い、同じ薬物でも透析方法（例えばハイパフォーマンス膜の使用）により薬物除去能が変化する場合があり、注意を要する（表6）。このように使用する薬が透析により除去されやすい場合には、投与時刻を透析終了時にするなどの工夫が必要である。

　なお、血液透析以外にCAPD（持続的携行式腹膜透析）によって腎不全治療を行う場合がある。CAPD時における薬物総投与量は血液透析時とほぼ同じでよいが、24時間かけて徐々に除去されるところが異なる。

2　肝障害時の薬物動態の変化

　肝は薬の代謝および排泄に大きくかかわっており、肝疾患特に肝硬変ではその代謝能が変化することが知られている。その機序としては、①アルブミン合成能の減少による血清アルブミン濃度の低下、②門脈圧亢進症による肝実質への血流量の減少（シャントの増大）、がある。一方、肝細胞1個あたりの薬物代謝能自体にはもともとかなりの余裕があるため、末期肝硬変となるまで保たれている。しかし、末期肝硬変となる以前に血清アルブミン濃度は減少し始め、結果として遊離型薬の割合が高まり効果が増強する。この低ア

表7. 肝硬変患者における薬物動態の変化

		遊離型薬物	半減期	分布容積	クリアランス
Flow limited	リドカイン	→	↑↑	→	↓↓
	プロプラノロル	↑	↑↑	→	↓↓
	メトプロロル	→	↑↑	→	↓↓
	モルヒネ	↑	↑	→	↓
	ペンタゾシン	→	↑↑	→	↓↓
	ベラパミル	→	↑↑	→	↓↓
	メペリジン	→	↑↑	→	↓↓
Capacity limited	アンピシリン	↑	↑	↑	↓
	カフェイン	↑	↑	→	↓
	クロラムフェニコール	→	↑↑	→	↓↓
	シメチジン	↑	↑	→	↓
	ジアゼパム	↑↑	↑	→	↓↓
	フロセミド	↑	↑	→	↓
	テオフィリン	↑↑	↑↑	→	↓↓
	バルプロ酸	↑↑	↑	→	↓
	ナプロキセン	↑	→	→	↓
	ヘキソバルビタール	↑	↑	→	↓
	バンコマイシン	↑	↑	→	↓
	エリスロマイシン	↑	↑	↑	↓

↑↑：著名に増大　↑：やや増大　→：変化なし　↓：やや減少　↓↓：著名に減少
（鶴岡秀一：肝腎障害者の薬物投与．疾患からみた臨床薬理学，薬業時報社，東京，1999 より引用）

ルブミン血症の影響は蛋白結合率の高いものほど大きい。また、多くの薬では肝除去率（肝血流量に対する肝固有クリアランスの比）は小さいが、一部の薬は肝除去率が高く、肝硬変による肝血流量減少の影響を強く受ける。したがって肝硬変時の薬物代謝はその薬の蛋白結合率と、肝除去率によって大きく異なる（表7）。

　肝血流量の影響を受けやすい（つまり肝除去率が高い）薬物群を Flow-limited type と呼び、これに属する薬の代謝は肝血流量に依存して低下する（例：リドカイン、プロプラノロールなど）。肝血流量の臨床的な指標としては ICG の血漿クリアランスを用いることが多い。

　これに対し、肝血流量の影響を受けにくい（つまり肝除去率が低い）薬物群のうち、蛋白結合率が高い薬については、代謝能は変化が少ないものの遊離型薬物が増加するために、やはり投与量を減らす必要がある。この薬物群を Capacity-limited type と呼ぶことがある。（例：ワルファリン、トルブタミド、ジアゼパムなど）

肝血流量の影響を受けにくい（つまり肝除去率が低い）薬物群のうち、蛋白結合率が低いものについては、基本的には代謝が変わらない。しかし、酸化反応を受けるものでは例外的に代謝が低下することがある。

❶ 肝障害時の薬物投与設計

残念ながら、腎障害時のように、薬物代謝能を正確に反映する指標はない。通常は、使用する薬がFlow-limited typeであればICGクリアランスを測定し、またCapacity-limited typeであれば血清アルブミン値（またはプロトロンビン時間など）を測定して、その低下度に応じて投与量を減らす。肝硬変において投与量を減らすことが推奨されている薬の例を表8に示す。

表8．肝硬変において投与量を減らすことが推奨されている主な薬

薬物名	減らす割合
リドカイン	50%
テオフィリン	40%
フェニトイン（高ビリルビン血症のとき）	50%
バルプロ酸	60%
フェノバルビタール	60%
クロラムフェニコール	50%
プロプラノロール	50%
メトプロロール	50%
ジゴキシン	0%
プロカインアミド	0%
アミノグリコシド系抗生物質	0%
リチウム	0%
アテノロール	0%

例えばテオフィリンは通常の40%量に減らす必要があるが、ジゴキシンはそのままでよいことを示す。

（石崎高志，ほか（編）：薬物投与計画マニュアル，医学書院，東京，1986 より引用）

表9．Child 分類

臨床症状／検査所見	1ポイント	2ポイント	3ポイント
肝性脳症の程度	なし	1〜2度	3〜4度
腹水	なし	軽度	中等度以上
血清ビリルビン濃度（mg/dl）	<2	2〜3	3<
血清アルブミン濃度（mg/dl）	>3.5	2.8〜3.5	<2.8
プロトロンビン時間の延長（秒）	1〜4	4〜6	>6

合計ポイントが6以下は軽度、7〜9は中等度、10以上は重度に相当する。

（Pugh Br J Surg 60：646, 1973 より引用）

これ以外に簡便なものとしては、肝硬変の臨床的ステージ分類法の1つであるChild分類を利用するとよいという報告もある（表9）。つまり、末期肝硬変であるChild（C）でのみ投与量を1/2〜1/3まで減少させるというものである。

（鶴岡秀一）

CHAPTER 10

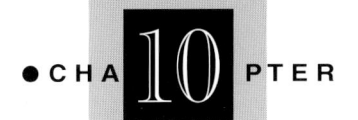

薬その他の中毒

はじめに

　近年、さまざまな物質が使用される事件および事故が世間を賑わせている。医療関係者以外でも種々の媒体よりそのような情報を得ることができ、中毒は注目を集めている分野である。中毒とは、さまざまな経路から多種多様の物質が生体に入って引き起こされる多様な病態であり、水俣病などの公害に代表されるような慢性中毒と、中毒の大部分を占める急性中毒に分けることができる。原因物質は医薬品、動・植物、農薬、ガスなどさまざまである。成人では自殺企図によるものが多く、幼小児では誤飲事故によるものが多い。医療関係者には幅広い知識と診断、治療の正確さや迅速さが求められるが、苦慮することも多い。

　本章では、頻度の多い薬その他の中毒に関して、主として診断、治療法および役立つ臨床薬理学的知識について、症例を提示しながら解説する。

1　中毒を診断するうえでのポイント（表1）

1. 初期の段階で中毒と確診できないものも多い。そのため、初診の段階で原因が特定できない意識障害や多臓器不全を認める場合には、常に中毒を疑うことが重要となる。
2. 中毒によっては、臨床症状や検査値異常からある程度推測できるものがある。具体的には表2のように全身症状を呈するものと、局所症状を呈するものがある。さらに、尿や胃内容物の色調を注意深く観察する。
3. 中毒起因物質を血液や尿などの検体から検出できればほぼ確定診断することができる。疑わしい物質（薬）の血中濃度測定が可能であるもの（保険適用のもの）については積極的にその検出を試みる（表3）。
4. 特に自殺企図患者では、処方されている薬を服用する場合がある。処方

表1．中毒を診断するうえで考慮すべきポイント

1．下記の病態を有する患者で、明らかな原因の特定できない場合。 　①意識障害などの神経症状 　②ショック、心肺停止 　③心・腎・肝機能障害 　④消化器症状 2．特徴的臨床症状および検査値異常から推測する。 3．検体から中毒物質を検出する。 4．情報を集める。 　　受診（服薬）歴の有無 　　職業や嗜好 　　発見場所周囲の状況など 5．検体や情報を必ず保存しておく。

表2．診断の参考になる中毒症状

	症状	原因となる物質
全身症状	痙攣	三環系抗うつ薬、サリチル酸、テオフィリン、リドカイン、ニコチン、ハロペリドール、アンフェタミン、フェノチアジン、イソニアジドなど
	徐脈	ジギタリス、キニジン、β遮断薬
	頻脈	アトロピン、三環系抗うつ薬、覚醒剤
	不整脈	抗不整脈薬、抗コリン薬、フェノチアジン、キニジン、パラコートなど
	発熱	サリチル酸、三環系抗うつ薬、ハロペリドールなど
	呼吸抑制	麻薬、バルビツール酸、ベンゾジアゼピン
	呼吸促迫	アトロピン、サリチル酸、一酸化炭素中毒、シアン、ニコチンなど
	嘔吐	ジギタリス、催吐薬含有パラコートなど
	下痢	コルヒチン、キノコ、抗生物質など
	皮膚紅潮	一酸化炭素中毒、抗コリン薬、フェノチアジン
局所症状	散瞳	抗コリン薬、クロルプロマジン、ハロペリドール、三環系抗うつ薬、抗ヒスタミン薬、覚醒剤、コカイン、シアン、ニコチンなど
	縮瞳	麻薬、抗コリンエステラーゼ薬、ベンゾジアゼピン、有機リン系殺虫剤、バルビツール酸など
	眼振	フェニトイン、エタノール、鎮静催眠薬など

量から最大服薬量を推測して、致死量か否かを十分に検討する。職業、嗜好なども近親者から聴取する。本人の発見場所の状況から重要な情報が得られることがある。薬、農薬などの袋、ビンや、同時に被害を受け

表3．特定薬剤治療管理料の請求できる薬

ジギタリス製剤	ジゴキシン、ジギトキシンなど
テオフィリン	テオフィリン
抗不整脈薬	プロカインアミド、N-アセチルプロカインアミド、ジソピラミド、アプリンジン、リドカイン、塩酸ピルジカイニド、プロパフェノン、メキシレチン、フレカイニド、シベンゾリン
抗てんかん薬	フェノバルビタール、プリミドン、（遊離）カルバマゼピン、エトサクシミド、（遊離）フェニトイン、（遊離）バルプロ酸、トリメタジオン、クロナゼパム、ニトラゼパム、ジアゼパム、ゾニサミド、アセタゾールアミドなど
抗菌薬	ゲンタマイシン、ネチルマイシン、トブラマイシン、アミカシン、バンコマイシン、テイコプラニン
免疫抑制薬	シクロスポリン、タクロリムス水和物
その他	ハロペリドール、ブロムペリドール、炭酸リチウム、サリチル酸（アスピリン）、メトトレキセート

ている人の有無などがそれに当たる。一方、不確かな情報に惑わされないことも付け加えておく。

5．表1の1．に該当する患者を診察するときには、必ず検体（血清、尿など）の保存に努める。患者ID、検体名、採取日時などを漏れなく記載する。また治療上の疑問点（病態、臨床所見など）を記録として保存する。試験紙による尿中の薬の簡易スクリーニングキットを積極的に使用する（トライエージ®など）。

6．本人または近親者に十分な説明（観血的治療が必要なときは同意文書取得）を行う。常に症状が重症化する可能性がある旨を伝える（ことを考慮する）。

2 中毒時の薬物動態

　中毒時の薬物動態は、その時点における患者の病態および中毒起因物質に影響を受けるため、その予測は単純ではない。しかし薬物動態を理解することにより、ある程度の中毒症状の予測、中毒治療法の選択とその治療効果、および予後の推測に役立つ。治療薬の影響も考慮する必要がある。

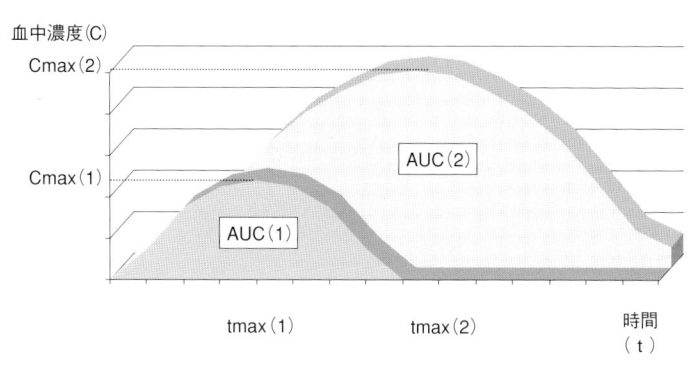

図1．単回経口投与時の血中濃度推移
（1）治療量、（2）中毒量

❶ 吸　　収

　一般的に腸管からの物質の吸収はその溶解度および胃内容排出速度（gastric emptying time）に依存する。中毒時には消化管の動きが低下し、物質によっては経口摂取した後に胃内で溶けにくい塊を形成するため、その物質の吸収は遅延する。したがって、物質の血中濃度推移としては図1のように最高血中濃度到達時間（tmax）が延長し、概して総吸収量（AUC）は増加する。それに伴って、中毒症状が最大となるまでの時間や中毒症状が消失するまでの時間が延長する。さらに、腸肝循環をする物質が摂取された際には、ある程度以上時間が経過していても、積極的に活性炭などを投与してその再吸収を抑制する意義がある。嘔吐や下痢の影響も考慮する。

❷ 分　　布

　物質の分布は、その投与経路、血流速度、蛋白結合率、拡散速度などに依存する。サリチル酸、フェニルブタゾン、ナプロキセン、ジソピラミドなどは臨床用量を用いても血漿中の蛋白結合部位が飽和するために、たとえ少量を追加投与しても非結合型の血中濃度が増加して、有害反応が容易に生じる可能性がある。

❸ 代　　謝

　サリチル酸、鎮痛薬、麻酔薬、三環系抗うつ薬、フェノチアジン誘導体、β遮断薬などの肝における代謝には飽和現象がある。したがって、長期にサリチル酸を服用している患者にさらに少量の追加投与を行うことにより、中毒症状が容易に出現することがある。

❹ 排　　泄

　排泄にも飽和現象がある。中毒起因物質により生じた横紋筋融解や溶血によるミオグロビン血症やヘモグロビン血症が原因となって腎機能が低下し、二次的に薬の排泄が障害を受けることがある。

3　治　療　法

　心肺停止などの重症患者では、もちろん全身管理を最優先に行う。重症度の判断は現症のみによって行うべきでなく、体内へ摂取された（と推定される）物質の成分と量を考慮に入れて行うべきである。重症度の判断には、バイタルサイン、アシドーシスの有無とその経過が重要である。必要に応じて気道、静脈路、尿路の確保、各種モニターの装着を速やかに行う。中毒によっては初診時の状態が軽症であっても、急速に重篤化する場合が稀でない。前述の如く、情報収集、診断および治療手技の同時進行が必須となるために、治療するうえで問題となる基礎疾患（肝硬変、腎不全、心不全など）を有する場合には、早い段階で患者を救急病院へ移送する。表4に治療原則を示す。意識障害のある患者では、下記の治療に先立って確実に気管を確保する。

表4．中毒治療の原則
1．薬の吸収を抑制する…消化管洗浄、薬物吸着、緩下薬投与
2．薬の排泄を促進する…補液、利尿、血液浄化（HD・HDFなど）
3．拮抗薬を使用する
4．対症療法
5．二次的被害を被らない
6．手間を惜しまず情報を集める

1．中毒起因物質を経口摂取した場合の対処方法として、まず催吐が挙げられるが、実際に行うことは少なく、行っても喉頭部の物理的刺激のみである。催吐は、酸・アルカリおよび揮発性物質を摂取したときには禁忌である。次に、胃洗浄を行うために、可能な限り太い胃管を、できるだけ経鼻的に挿入する。最初に胃内容物を吸引して分析用に供する。続いて温かい生理食塩水を用いて、胃管からの流出液が完全に透明になるまで繰り返して徹底的に洗い流す。その間、患者の体位は左側臥位として頭部を低く保つようにする。生理食塩水の1回注入量は200〜300mlにとどめる。2．中毒時の薬物動態①「吸収」の項（142頁）で述べたように、中毒患者では消化管からの物質の吸収が遅延しており、さらにバルビツール酸などは消化管の蠕動を抑制するため、仮に経口摂取後数時間以上（4時間程度）が経過していても、中毒物質の吸収を抑制する目的で活性炭の投与を積極的に行う。活性炭50〜100gを緩下剤（クエン酸マグネシウム：マグコロール®）とともに胃管から注入し、数時間胃管をクランプする。排便を確認する。

2．尿pHを変化させると、尿中への排泄が増加する物質がある（表5）。一般的注意として、高齢者や腎不全患者に補液、利尿薬を投与する場合には過量投与を避ける。血液浄化には、濾過、透析、吸着および血漿交換がある。表6に、中毒起因物質の性状とふさわしい血液浄化法との関係を示す。中毒起因物質の分子量、水溶性の程度、蛋白結合率および分布

表5．尿pH変化による尿中排泄増強効果

1．アルカリ尿	バルビツール酸、ベンゾジアゼピン、ブロムワレリル尿素、解熱鎮痛薬（サリチル酸）など
2．酸性尿	カーバメイト剤、アンフェタミン、キニジン誘導体など
3．中性尿	アルコール類、有機リン剤など

表6．中毒起因物質の性状と相応しい血液浄化法との関係

1．分子量	2,000〜3,000	透析		7,000〜8,000	濾過	
	100〜10,000	吸着				
2．水溶性の程度	大きい	ろ過、透析		小さい	吸着	
3．蛋白結合率	大きい	血漿交換		小さい	濾過、透析、吸着	
4．分布容積	大きい	血液浄化の効率	低	小さい	効率	高

容積を考慮のうえ、血液浄化法を選択する。重症患者では、大きいサイズのカテーテルを挿入して積極的に吸着カラムを用い、さらに血行動態を安定化させるために持続血液濾過透析（CHDF：continuous hemodiafiltration）を併用する。表7に、吸着で血液浄化が可能な代表的物質を列挙する。
3．拮抗薬のあるものはそれを使用する（表8）。しかし、実際に拮抗薬が存在する中毒起因物質は限られており、さらに国内では入手困難なものもあり、使用できる症例は少ない。拮抗薬自体にも有害作用があり、注意が必要である。

表7．吸着による血液浄化が可能な中毒起因物質

1．バルビツール酸誘導体
2．バルビツール酸誘導体以外の睡眠薬および精神安定薬
3．抗うつ薬
4．鎮痛薬（アセトアミノフェン、サリチル酸など）
5．アルコール類
6．抗がん薬（メトトレキセート）
7．動植物毒素、農薬類（パラコートなど）
8．有機溶媒、ガス類
9．心血管系作動薬（ジゴキシン、プロカインアミドなど）
10．毒素
11．その他

表8．中毒起因物質と特異的拮抗薬（解毒薬）の例

アセトアミノフェン	N-アセチルシステイン、メチオニン
亜硝酸塩	メチレンブルー
β遮断薬	イソプロテレノール
ベンゾジアゼピン	フルマゼニル
抗凝固薬	ビタミンK₁、新鮮凍結血漿
麻薬	ナロキソン
メタノール	エタノール
エチレングリコール	エタノール
有機リン剤	硫酸アトロピン、プラリドキシム（PAM）
一酸化炭素	酸素
シアン	亜硝酸アミル、亜硝酸ナトリウム、チオ硫酸ナトリウム、コバルトEDTA
水銀、砒素、鉛	ジメルカプロール
タリウム	プルシアンブルー
鉄	メシル酸デフェロキサミン

4．表9に示したように対症療法のみを行い、中毒起因物質が体内から除去されるのを待つ場合も多い。中毒の病態は刻一刻と変化するため、より濃厚な治療に変更するタイミングを逸しないようにする。
5．パラコートは経皮吸収されるため、患者の皮膚に付着しているものを除去するとともに、医療関係者に対する防御も必要となる。気管内挿管時などに患者の吐物を浴びたり、中毒起因物質を洗い流すときに不必要に触れたりしないようにする。
6．中毒の発生時刻、中毒物質の成分、推定摂取量、初診以前の状況などの患者に関する情報とともに、中毒起因物質に関する情報を得る。後者に関しては、日本中毒情報センターなどへの問い合わせも有益である。会員専用の回線もある。

日本中毒情報センターの連絡先
http://www.j-poison-ic.or.jp/homepage.nsf
筑波　0990－52－9899
大阪　0990－50－2499

表9．主な対症療法の例

痙攣	ジアゼパム10～20mgを静注または筋注する。重積発作時にはためらわずに気管を確保する。
徐脈	アトロピン0.5mgを6～8時間ごとに筋注する。Ⅱ度以上のブロックではペースメーカー考慮する。
頻脈	治療を要する程の洞性頻脈を呈することは少ない。
不整脈	薬剤起因性の不整脈が出現するのを防止するため、抗不整脈薬の長期使用はできるだけ控える。
発熱	悪性症候群を合併した症例では積極的に解熱させる。
静脈圧の低いショック	下肢挙上を行う。輸液、特にアルブミン製剤の使用を考慮する。ポンピングを行う。
静脈圧の高いショック	血圧および尿量をみながら、DOAやDOBを適宜点滴静注する。
呼吸抑制・促迫	体内に十分な酸素が摂取できない恐れがあるときは、ためらわずに気管を確保し、補助呼吸を行う。中毒起因物質の体内動態を十分に考慮して、ウイニングおよび抜管の判断は慎重に行う。
嘔吐・下痢	十分に補液を行う。特に低カリウム血症の出現に注意する。

重症中毒患者、特に薬物中毒患者の大半は自殺企図によるものである。そのような患者では、全身管理時の鎮静薬や睡眠薬の投与、ICU 症候群の出現に対する対応を含めて、できるだけ早期から精神科にコンサルトし、メンタルケアに努める。さらに、再自殺防止に関するフォローアップも依頼する。

4　各　　論

　以下に代表的中毒の症例を挙げて、その診断および治療法のポイントを概説する。

❶ 薬による中毒

　向精神薬、消炎鎮痛薬による中毒が多い。その大多数が自殺を目的として多量に服用することにより発症する。

❶催眠薬、向精神薬
【症例1．30 歳、女性。統合失調症のために精神科で薬物治療中】
　経　過：自宅内の床に倒れ応答のない患者を家族が発見して、救急車で搬送した。病院到着時、意識レベル 200、縮瞳、対光反射なし、バイタルサイン問題なし。四肢を中心に剛毛がある。動脈血ガスの異常なし。尿トライエージ® はバルビツール系および三環系抗うつ薬で陽性。数種の向精神薬による急性薬物中毒と診断した。精神科処方内容と残薬から推測すると、最大服用内容および量は塩酸アミトリプチリン（トリプタノール®）70mg、塩酸マプロチリン（ルジオミール®）50mg、アルプラゾラム（ソラナックス®）1.2mg、レボメプロマジン（レボトミン®）75mg、塩酸トラゾドン（デジレル®）100mg、フルニトラゼパム（サイレース®）2 mg、ニトラゼパム（ベンザリン®）5 mg、アモバルビタール（イソミタール®）100mg であった。気管内挿管の後、胃管を挿入し、微温湯で胃洗浄を行った。胃管より活性炭およびマグコロール® を注入した。意識は第 3 病日になって回復し抜管した。後遺症なし。その後、男性になりたいとの発言があり、実際に男性ホルモンを使用していたことが判明した。性同一性障害の可能性もあり、精神科にコンサルテーションをして今後の経過観察を依頼した。
　ポイント：睡眠薬および向精神薬の中毒では、数種類の薬を同時に服用す

る場合が多い。その場合、1種類の薬を服用したときよりも中毒症状が遷延することがある。服用している疑いのあるすべての薬の種類、最大服用量と致死量との関係を調べる。長時間作用型のバルビツール酸は脂溶性が低く腎排泄であるため、血液透析・吸着およびアルカリ強制利尿が有効である（表5、6）。ベンゾジアゼピンの有効血中濃度域（安全域）は広いので、大量服用でも死亡することは極めて稀であるが、この場合併用薬に注意する。拮抗薬はフルマゼニルである（表8）。フェノチアジン誘導体では錐体外路症状や悪性症候群の出現に注意する。ブロムワレリル尿素は分子量が小さく、血清蛋白と結合しないため、強制利尿や血液浄化療法が極めて有効である（表5、6）。抗うつ薬、特に三環系の抗うつ薬では抗コリン作用、中枢神経刺激症状、頻脈や不整脈の出現に注意する。抗コリン作用として胃内容排泄時間が延長するため、服用後12時間以上経過していても胃洗浄を行う意味がある。抗うつ薬の多くは脂溶性であり、蛋白結合率も高いために、強制利尿や血液浄化療法の効率は低い。炭酸リチウムは有効血中濃度域が狭いため、中毒症状（嘔吐、震戦、意識障害など）が出現しやすい。活性炭に吸着しない。抗てんかん薬ではてんかんの重積発作と急性中毒を取り違えないようにする。血中濃度測定で診断を確定する。

2 消炎鎮痛薬

【症例2．18歳、女性。16歳から登校拒否。精神的疾患の指摘なし】

経　過：ボーイフレンドと電話した直後に自室にこもり、自殺目的で市販のバファリン®を48錠服用した。嘔吐2度あり。母親を起こして救急車を呼び、搬送された。最大服用量は15.8グラムで、マウスの致死量の約5分の1であった。病院到着時、意識清明、バイタルサイン問題なし（過呼吸なし）。動脈血ガスも異常なし。服用後3時間半後のアスピリンの血中濃度は709mg/ml、尿トライエージ®は陰性。サリチル酸服用による急性薬物中毒と診断した。覚醒状態で胃管を挿入し、微温湯10lで胃洗浄を行ったところ白い錠剤が多数流出した。胃管より活性炭およびマグコロール®を注入した。アスピリンによる前庭障害を認めたが、肝機能障害はなかった。精神科コンサルテーションのうえ、向精神薬を処方した。精神的安定が得られたのを確認して退院とした。

ポイント：サリチル酸は市販大衆薬として入手可能なものが多く、自殺を

目的として使われるが、中毒を生じるためには比較的多量を必要とすることが多い。胃内で塊を形成して、吸収されずに残存していることが多いので、長時間経過後の胃洗浄でも有効である。2．中毒時の薬物動態③「代謝」の項（143頁）で述べたように、サリチル酸は代謝飽和型の薬物動態を示すために、服用量および血中サリチル酸濃度と中毒症状の程度との関係が直線的でない場合も多い。呼吸性アルカローシスでないときは、炭酸水素ナトリウムを静注することによって尿をアルカリ化し、サリチル酸の尿中排泄を促す。重症例［内服後6時間値として100mg/ml以上（目安）、腎不全合併、補正困難な酸塩基平衡異常など］では、血液透析を行う。消化管出血の出現に注意する。アセトアミノフェンは過量投与すると肝および腎障害を生じる。病初期は無症状のことが多く、肝障害が徐々に出現し増悪する。N-アセチルシステイン（ムコフィリン®）を投与し、さらに対症療法を行う。覚醒剤は以前よりも容易に入手可能となっており、社会問題化している。覚醒剤取締法では、覚醒剤中毒患者を診察したときに届出の義務はないため、本人や家族の承諾なしに届けた場合、後にトラブルとなることがあるので注意する。治療法は対症療法が主である。麻薬中毒の重篤な症状は呼吸抑制である。補助呼吸を行い、拮抗薬のナロキソンを少量ずつ使用する。

❷ 農 薬 中 毒

農薬中毒には、パラコート、ジクワット、有機リン・カーバメート系殺虫剤などがある。

■1 パラコート、ジクワット

【症例3．60歳、女性。精神科通院歴あり。自殺企図歴1回】

経　過：最近2〜3カ月程近所の人たちに嫌がらせを受けて悩んでいた。屋内で倒れて意識が混濁しているところを帰宅した夫が発見し、救急車で搬送された。その2時間前に100ml強のプリグロックス®（パラコート5％およびジクワット7％含有）を服用した、と本人が供述した。病院到着時、意識レベル100、緑色嘔吐、便失禁あり。経鼻挿管の上胃管チューブを挿入。持続的陽圧呼吸を行い、吸入酸素は極力低めに設定した。微温湯60lで胃洗浄を行い、緑褐色の排液あり。活性炭と下剤の混合液を胃管チューブから注入し、直接血液吸着（DHP：direct hemoperfusion）による血液浄化およびCHDF

を施行した。血漿中パラコート濃度は、服用3時間後19.2mg/ml、6時間半後4.0mg/ml、17時間半後1.6mg/mlと高値を推移した。昇圧薬を投与しても徐々に血圧が低下して、48時間後に死亡した。

　ポイント：パラコートは農薬として使用されている。少量でも服用すると極めて強い毒性があり、急性期には肝腎障害、さらに慢性期には特徴的な間質性肺炎や肺線維症を生じ、致死的経過を取る。ジクワットは除草効果が弱くあまり普及されていないが、パラコートとともに服用するときは必ずしも看過することはできない。毒性を発揮する機序は、両剤ともに細胞の過酸化によって引き起こされる。尿中定性分析や血中濃度測定が行われ、Praoudfoodらの生命予後曲線から予後を推測する（図2）。パラコートの毒性は酸素投与により増悪するといわれている。抗酸化作用を期待してビタミンC、グルタチオンなどの投与を行うが、その効果は明らかでない。これらの治療をすべて行ってもなお、救命不可能な症例が多い。

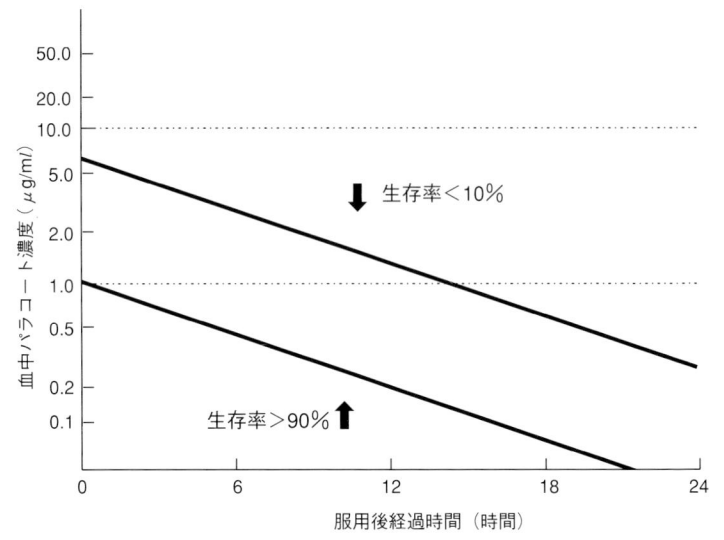

図2．パラコート服用後の経過時間と血中濃度との関係からみた予後曲線
（Praoudfood, Hartらの図を改変）

2 カーバメート

【症例4. 84歳、男性】

経　過：頸部痛治療の目的で手術を受け、その後四肢のしびれを生じ、非常に悩んでいた。屋内で意識が低下して、痰がらみの呼吸を繰り返しているところを家族が発見し、救急車で搬送された。病院到着時、意識レベル300、心肺停止状態、縮瞳、粘液分泌亢進、筋攣縮などのコリン作動性神経興奮症状が著明であった。心臓マッサージをしながら気管内挿管のうえ、経気管的、経静脈的にアドレナリンを bolus 投与。心拍再開。心電図上心室性不整脈が持続した。動脈血ガスで pH6.969、BE-16.2、血清コリンエステラーゼ値低値、頭部 CT 上頭蓋内病変なし。口腔内に乳白色から黄色の吐物を認める。発見場所より布団の下に農薬ランネート®があり、全量の2/5ほどが残っていた。カーバメート中毒と判断し胃管チューブを挿入。そこから赤褐色の流出物あり。微温湯約 10l で胃洗浄を行い、活性炭と下剤の混合液を注入し、吸着による血液浄化および CHDF を施行した。さらに、瞳孔径を指標にして硫酸アトロピンを bolus および持続的に投与した。農薬の残量から最大服用量は致死量の10倍以上であること、内服後3時間以上経過していること、心筋障害を認めることなどから、重症例と判断した。徐々に血圧が低下し、搬入約2時間後に死亡した。

ポイント：有機リン剤およびカーバメート剤は、神経伝達物質であるアセチルコリンを加水分解する酵素、アセチルコリンエステラーゼ活性を阻害するため、シナプス間隙に蓄積したアセチルコリンによりコリン作動性神経の興奮作用が持続し、中毒作用として出現する。殺虫剤散布時に吸引したときなどの少量暴露時には発症が遅くなることがあり、注意を要する。患者およびその家族が農薬を摂取したと訴えることが多い。特徴的なコリン作動性神経興奮症状の出現に注意する。血清コリンエステラーゼ値低値が特徴的であるが、肝障害などでも低値を示すことに注意する。PAM は、有機リン中毒には有効であるが、カーバメート中毒には無効である。遅発性神経毒性が出現することがある。

③ 工業用品、ガス中毒

有機溶剤、一酸化炭素、腐食剤など多岐にわたるが、硝酸ガス中毒を挙げて解説する。

1 硝酸ガス（NOx）

【症例5．60歳、男性。主訴は呼吸困難】

経　過：20%硝酸液をドラム缶に移す作業中に硝酸が漏れ、その回収中に発生したガスを約2時間に渡って吸引したと思われる。頭痛および呼吸困難感を認めたために、近医を受診し、点滴治療後帰宅。その後も症状が強くなり、救急車で搬送された。病院到着時、意識清明、血圧低下、頻脈、頻呼吸あり。起坐呼吸。胸部全体で湿性ラ音を聴取。動脈血ガスで pH7.344、BE-20.6、メトヘモグロビン1.0%。胸部レントゲン写真上、肺野全体に浸潤影あり。気管内挿管のうえ、全身管理施行。ARDSと診断してメチルプレドニゾロン1日あたり1ｇ4日間、ウリナスタチン（ミラクリッド®）1日あたり30万単位、抗菌薬を投与した。産業医から提供された情報（硝酸液を扱っていた、硝酸液と木材との反応によりNOxが発生する、他の作業員も同様の症状で入院したなど）から、硝酸ガスを吸引したことによる急性中毒と判断した。第30病日目の胸部CT上両側肺野にびまん性小粒状影が出現した。硝酸ガスによる閉塞性細気管支炎が疑われた。第90病日目には炎症所見の正常化とともに画像上の異常所見が消失して、自覚症状も認めなくなり退院となった。

ポイント：ガス中毒では自殺目的で排気ガスを吸入したことによる一酸化炭素中毒の症例が圧倒的に多い。仕事現場での被災時には、同僚もしくは産業医からの情報が非常に参考になる。ガス中毒の治療の基本は低酸素脳症の防止である。種々のガスに同時に暴露することもあることに注意する。

❹ 動植物などによる中毒

1 マムシ

【症例5．43歳、女性。精神発達遅滞あり、身体障害者施設に入所中】

経　過：施設内で蛇に右第2指をかまれた。局所消毒にて様子をみていたが、翌日になって局所の腫脹および水疱形成があり、顔面蒼白、冷汗を認めるようになったため、近医に入院した。補液などを行っても血圧が低下し、局所の色調が黒色になってきたため転送された。病院到着時、意識清明、血圧低下あり。右第2指の水疱形成と右上肢全体の腫脹あり。右上腕内側に皮下出血斑あり。WBC 21,000/ml、CRP、CPKは正常範囲内。血中ミオグロビン 159.2ng/ml。気管確保し、Swan-Ganzカテーテルを挿入して、呼吸・循環

管理した。噛みついた蛇は、節の数などから日本マムシであることが判明した。抗マムシ毒素血清、破傷風トキソイド、抗破傷風グロブリン製剤、メチルプレドニゾロン1日あたり1gを3日間およびウリナスタチン（ミラクリッド®）1日あたり30万単位を投与した。右上肢全体が緊満状態であり、上肢の血流減少による壊死を回避する目的で、皮膚および皮下組織に減張切開を行った。毒素やミオグロビンの除去などを目的として、吸着およびCHDFを併用した。右上肢の開放した創部を十分に消毒し、1カ月以上かけて徐々に縫縮した。約2カ月後に退院となった。

ポイント：動植物による中毒では、原因動植物を正確に知ることが必須である。そのものを入手できれば、治療法の選択に非常に役立つ。動植物による中毒の治療の基本は、原因物質を可能な限り体内に吸収させないことと、対症療法である。表7のように、動植物毒素の体内からの除去には吸着による血液浄化を考慮する。マムシ中毒では早期に抗毒素血清を使用するが、セファランチンの使用については議論の分かれるところである。フグ中毒はテトロドトキシンによる筋収縮障害であるため、治療にはレスピレーターを用いて呼吸を補助し、対症療法を行う。ハチに刺された場合はアレルギー症状が主体であるので、喉頭浮腫による窒息に注意が必要である。重症度に応じてステロイドの静脈内投与、ノルアドレナリンの皮下注さらに気管内挿管を考慮する。完治した後は本人にアレルギー再発に対する注意を促す。

❺ 家庭用品による中毒

　殺虫剤、洗剤などが含まれるが、小児の急性中毒として高頻度であるのはタバコ中毒である。ニコチンは中毒起因物質であり、タバコが水に浸してある状態で摂取された場合に摂取量が多くなる。小児ではタバコで1本程度、吸殻で3本程度で重篤な中毒が発現するとされる。対症療法を行う。洗剤、防虫剤などは含有成分を調べて、それぞれに対処する。

まとめ

　以前は中毒といえば水俣病などの公害を思い浮かべたが、最近では事件がらみの中毒が問題となっている。医療関係者の取るべき対応としては、患者を診たときには積極的に中毒を疑い、情報を集める。強く疑われるとき、または診断がついたあとは、中毒起因物質の薬物動態を考慮して治療にあたることが望まれる。

（大森正規）

CHAPTER 11

EBMの実際

はじめに

　EBMと聞いてどんなことを連想されるだろうか。MEDLINEの検索、ランダム化比較試験、大規模臨床試験、論文の批判的吟味、そんなところだろうか。確かにそれらもEBMにとって重要な事項に違いないが、EBMの特徴は実は別のところにある。

　忙しい臨床の中でMEDLINEを検索している暇はないとか、ランダム化比較試験の結果は平均値に過ぎず、個々の患者にはなかなか当てはまらないとか、EBMについてよく聞かれる批判である。それらの批判はもっともなものだが、そうした批判こそ実はEBM自体が強調することなのである。

　確かにMEDLINEの検索は面倒であるし、ランダム化比較試験の結果も個別の患者にはぴったり当てはまらないものである。そこでEBMは、MEDLINEを検索している暇のない忙しい臨床医に対して情報収集を提示し、論文結果と目の前の患者のギャップを埋めるためのさまざまなツールを紹介してくれているのである。EBMは、それらの問題の解決のために登場した臨床医のための道具である。EBMの実践は、概念とか、考え方というあいまいなものではなく、**表1**に示されるような明確な5つのステップからなる行動様式である。情報収集や批判的吟味はそのプロセスの一部に過ぎず、あくまで患者に始まり患者に終わる一連のステップがEBMの実践なのである。

　そうしたEBMの道具としての側面を強調しながら、実際の患者をもとにした実践例を通して、EBMの全体像を示すのが本章の目的である。ここでは、ある糖尿病患者を例にこの先を進めていく。

表1．EBM実践の5つのステップ

Step1.	目の前の患者の問題の定式化
Step2.	情報収集
Step3.	批判的吟味
Step4.	目の前の患者への適用
Step5.	1－4のStepの評価

【症例　55歳、男性】

　健診にて高血糖を指摘されたため糖尿病を心配して来院。健診の結果では、空腹時血糖が 156mg/dl、HbA$_{1c}$ は 7.8％であった。昨年の健診では異常を認めていない。これまで入院、手術の既往はなく、長く薬を飲んだこともない。身長 160cm、体重 78kg。ここ 1 年で 5 kg の体重増加がある。

　外来で食事療法、運動療法を 3 カ月間継続したが大きな改善がない。依然として HbA$_{1c}$ は 7 ％を超え、空腹時血糖も 140 〜 150mg/dl である。患者は食事や運動をこれ以上頑張るのは無理だ、できれば薬の助けを借りたいという。主治医は患者からの希望もあり、薬物療法を考慮することにした。

　あなたが主治医だとしたらどのようにするだろうか。糖尿病の治療薬には非常に多くのものがある。それをどのような優先順位で使っていけばよいのだろう。

　まず同僚、先輩や内分泌の専門の医師に聞いてみる、というのが手っ取り早くていいかもしれない。私自身も研修医時代であれば多分そうしたであろう。しかしここではそのようなやり方を離れ、EBM のステップに沿って、問題解決を試みたいと思う。しかしそれは他の医師に相談するというやり方が悪いといっているわけではない。むしろそのような方法と同じく、EBM のやり方も現実の臨床場面で役に立つということを示すことができれば幸いである。

1　目の前の患者の問題の定式化

　それでは、まずこの患者の問題を明らかにすることから始めたい。

❶ 問題のカテゴリーは何か

　臨床上の疑問にはさまざまなものがあるが、まずそれらを分類することから始める。Fletcher[1]らは、臨床上の疑問を表2に示すように分類している。EBM というと治療のことばかりが強調されるが、治療にとどまらず、表2に挙げたあらゆる臨床

表2．臨床上の疑問のカテゴリー

・正常 / 異常
・頻度
・診断
・リスク
・予後
・治療
・原因

上の疑問を対象とするのが EBM である。ただここでは薬物療法の考慮ということであるので、治療、予防のカテゴリーの問題に限って今後取り上げていく。診断、予後、副作用などの実践例についても多くの著書があり、それらも是非参照にしていただければ幸いである。

❷ PECO で定式化

次は、具体的な問題を明確に記述する。そのときの合言葉はPECOである。PECOとは、Patient（どんな患者に）、Exposure（どんな治療をして）、Comparison（どんな治療と比べて）、Outcome（どんな効果があるだろうか）のそれぞれの頭文字をとったもので、この4つの要素を明確にして問題を記述するのである。

EBMの実践といわなくても、このPECOを利用するだけでも十分意味があるといってもいいほどPECOの威力は絶大である。中にはこのPECOで定式化しにくいような問題もあるが、そのような問題はEBMのステップでは解決困難な問題といえるかもしれない。逆にPECOで定式化できれば、EBMのステップで解決を試みる意味があるといっていいだろう。

それでは実際にPECOで定式化してみよう。

P：食事、運動だけではコントロールが不十分な糖尿病患者に
E：どんな薬を投与すると
C：他の治療に比べて
O：糖尿病がよくなるだろうか

どうであろうか。おおよそわかっていただければ結構である。PECOの威力を実感するというまではいかないかもしれないが、日常の臨床において是非どんどん使っていただきたいと思う。そうすれば使うほどにこの威力を実感できるであろう。その他、表3に診断、予後、副作用についての定式化の例を挙げておく。

表3．診断、予後、副作用についての問題の定式化

診断
P：健診受診者に対して
E：空腹時血糖と
C：食後血糖で
O：どちらが糖尿病を正しく診断できるか
予後
P：糖尿病患者で
E：喫煙していると
C：しない場合に比べ
O：糖尿病合併症の危険がどれほど高いか
副作用
P：糖尿病患者に
E：インスリン治療した場合
C：経口糖尿病薬と比べて
O：どちらが低血糖の危険が高いか

❸ アウトカムは患者にとって重要なものか

　薬の効果を考えるとき、どんな指標で測るのがいいのだろう。まさにそのときに患者にとって重要な指標で測る必要がある、というのが3つ目のポイントである。患者にとってとは、一般的な患者というわけでなく、もちろん目の前の具体的な1人の患者にとってである。

　さきほどは、「糖尿病がよくなる」と書いたが、よくなるというのは漠然としていて定式化としては不十分である。そこでこの「糖尿病がよくなる」とは具体的にどういうことなのか、よく考えてみることにしたい。

　こうしたアウトカムを考える場合、まず必ずといっていいほど引用されるのがCAST研究[2]だろう。陳旧性心筋梗塞患者で不整脈が突然死の危険因子であることが知られていた。そこで抗不整脈薬で治療して突然死を予防しようという臨床試験が行われたところ、予想とはまったく逆に抗不整脈薬を服用した群で有意に死亡が多く、試験が中止になったというものである。不整脈が減ったところで死亡が増えているようでは、治療は患者にとって役に立たないばかりか害である。不整脈というアウトカムでみているだけでは不十分であり、死亡、突然死の減少という患者にとって意味のあるといえるアウトカムで治療効果を判定する必要がある、というわけである。不整脈のようなアウトカムを代用のアウトカム、死亡、突然死のようなアウトカムを真の

アウトカムという。患者の問題を明確にする場合、真のアウトカムで問題を設定すべきだというのがここでのポイントである。

しかし1人の具体的な患者のアウトカムを考える場合、問題はそれほど単純ではない。この患者にとって重要なアウトカムという問題について取り上げよう。さきほどの代用のアウトカム、真のアウトカムという考え方の延長上で、もう少し広い範囲のアウトカムを考えてみよう。下記はその1例である。個別の患者のアウトカムというとき、このようにさまざまなアウトカムを考える必要がある。

・口渇や多尿の症状がなくなる
・血糖が正常になる
・糖尿病の合併症を予防できる
・心血管系合併症を予防できる
・寿命が延びる
・QOLが向上する
・糖尿病の悪化に対する不安が軽くなる
・糖尿病を気にせずおなかいっぱい食べられる（飲める）
・その他

あなた自身がこの患者だとすれば、どんなアウトカムを最も重要だと考えるだろうか。どんなに血糖がよくなったとしても、厳しい食事療法と運動を続けなければならないとすれば、生きている価値がない、好きな酒が飲めないのであれば、長生きしたって仕方がない、そう思う人も多いのではないだろうか。代用のアウトカム、真のアウトカムという紋切り型の思考の中で、そうした個別の問題をついつい忘れがちであるが、私たち臨床医が目指しているのはあくまで目の前の具体的な患者がよくなることである。一般的な患者というのは実はどこにもいない。すべて一人ひとりかけがえのない患者がいるだけである。患者にとって重要なアウトカムとはまさにそういうことである。

それではアウトカムの問題を考慮して、もう一度PECOで定式化してみよう。

P：食事、運動だけではコントロールが不十分な糖尿病患者に
　E：どんな薬を投与すると
　C：他の治療に比べて
　O：腹いっぱい食べても糖尿病合併症を予防できるであろうか

　しかしそんな都合のいい治療は多分みつからないであろう。あまりに個別の問題に入り込むと次のステップでいくら情報を探してもみつからないということになりかねない。そこでどうしても個別の問題が重要といいつつ、ある程度問題を一般化する必要がある。現実には以下のような問題に落ち着くのではないだろうか。

　P：食事、運動だけではコントロールが不十分な糖尿病患者に
　E：どんな薬を投与すると
　C：他の治療に比べて
　O：糖尿病の合併症がどれほど減少するだろうか
　　　心血管系合併症が減少するだろうか
　　　死亡が減少するだろうか

　繰り返しになるが、ここで忘れてならないのは、現実の患者の問題と一般化した問題には必ずギャップがあるということである。もうこの時点で患者にとって最も重要な問題から遠ざかっているかもしれない。それを肝に銘じたうえで次のステップへと入っていこう。
　これが EBM のステップ 1 である。ここでのポイントをもう一度表 4 にまとめる。是非日常の臨床に日々役立てていただければ幸いである。

表4．ステップ1のまとめ
・問題のカテゴリーは何か
・問題を PECO で定式化
・アウトカムは患者にとって重要なものか

2 情報収集

　患者の問題が明らかになったら、次は情報収集である。情報収集というと何か遠いもののように感じるかもしれない。しかし情報収集とは、臨床の問題解決のための勉強ということである。勉強法といった方が臨床に則してい

るだろう。それでは EBM 流の勉強法を提示していきたいと思う。

❶ 実現可能な勉強法

　EBM 流の勉強法の最も重要な点は、忙しい臨床の現場でも実現可能な勉強法ということである。EBM というと MEDLINE を検索してというイメージを抱いている方には意外なことかもしれない。しかしこの章の最初に書いたように、EBM の実践において MEDLINE を検索して原著論文を読むというやり方は、むしろ EBM 的でない勉強法である。そのような勉強法は一部の勉強好きな臨床医にとっては何でもないことかもない。しかし多くの臨床医にとって、特に研修中の医師にとって、そのような勉強法は現実的でないばかりか、勉強そのものを遠ざけてしまう可能性もあるからである。この忙しい中で患者を回診する時間だってままならないのに、そんな論文ばかり読んでいられるか、それが皆さんの本音であろう。EBM ではそうした臨床医の意見に対してまさにその通りである、その通りであるので勉強がもっと楽になるような便利な道具を提供しましょうというのである。さきほどの PECO に引き続いて 2 つ目の道具の紹介である。

❷ Up To Date と Clinical Evidence

　そこで紹介するのが Up To Date と Clinical Evidence の 2 つの優れた二次情報のデータベースである。これらの情報源は、アクセス性、検索性のよさ、臨床的な疑問に沿った構成など、優れた専門医に相談するのに匹敵するようなデータベースである。専門医よりいいところは、パソコンに入れて持ち運べばいつでもどこでもコンサルトできるというところである。

　それではまずこの 2 つのデータベースについて簡単に説明したい。

◼ Up To Date

　米国の主要学会が共同制作する CD-ROM 版の教科書である。年 3 回の改定を実現し、従来の教科書に対する「最新の情報が盛り込まれない」、という欠点を克服している。臨床の疑問に対し数秒で最新の答えが得られることを最大の特徴にしており、利用者の労力の軽減を目指すところは極めて EBM 的な情報源である。1992 年に Nephrology、Hypertension からスタートし、現在は小児を除くプライマリ・ケア、外来の産婦人科領域を含め大部分の内科

表5．Up To Date が現在カバーする領域

Adult Primary Care
Hypertension
Nephrology
Endocrinology
Rheumatology
Office Gynecology
Pharmacology
Pulmonary
Hematology
Hepatology
Gastroenterology
Infectious Disease

領域をカバーしている（**表5**）。Neurology, Pediatric, Oncology は現在準備中で2002年にはすべての領域がカバーされる予定である。

収められている情報は薬のデータベースも含め35,000ページに及び、さらに8,000を超える画像と約100,000のMEDLINEの抄録が収録されている。

改訂にあたっては、270以上のジャーナルの追跡に、システマティックレビューやコンセンサスステートメント、エディターや著者の意見などを統合して行われている。4カ月ごとの改訂で約30％の部分に改訂が加えられ、改訂の際に記述が変わったり付け加えられた部分は、本文中にアンダーラインが引かれているほか、Table of Contents の What's new からその部分だけに絞ってみることができる。

参考文献の収集の網羅性やレベルに問題があるという見方もあるが、不十分なエビデンスしかない場合、コンセンサスが得られていない場合にはその旨が明記されるようになっており、ランダム化比較試験以外の臨床試験や観察研究も豊富に採用されており、なにがしかの記載がみつかるという意味では、それが1つの利点ともなっている。

検索は極めて単純である。思いつきの単語を入れれば関連のトピックがかなり広範に検索される。TIA（Transient Ischemic Attack）、SAH（Sub-arachnoid Hemorrhage）など頻用される省略語句も使える場合が多く、検索性は極めて使い勝手がよいものになっている。そこからの絞り込みは、定義、治療、予防、診断、病態生理などに分けた絞り込みもできるほか、and 検索で検索語句を追加していくこともできる。それぞれのトピックにたどり着いたあとも、左側には常にそのトピックの小項目が表示されており、トピック内での別の項目への移動も容易である。

本文には、図表がふんだんに使用されており、クリック1つでそれらが現れる。さらに参考文献の番号をクリックすると、その文献のMEDLINEの抄録も参照できる。また薬については薬剤名をクリックするとその薬の情報が詳細に表示される。妊婦に使用する際の危険度の情報も含まれており、たい

へん有用である。また紙媒体に出力する際もトピックごとで出力でき、従来の紙媒体の教科書から直接コピーをとって持ち歩くのに比べればたいへん便利である。

Up To Dateの購読法は、南江堂洋書部から購入できる。2001年の秋よりオンライン版も登場し、www.uptodate.com からも購入可能である（その方がかなり割安である）。1週間だけであるが無料トライアルも可能である。

2 Clinical Evidence

Clinical Evidence は、BMJ：British Medical Journal と ACP：the American College of Physicians により 1999 年に創刊された（現在は BMJ 単独で出版）。日常的な臨床問題に対するエビデンスを簡潔に要約し、6 カ月ごとに改定されるエビデンス集である。その取り組みはすべて臨床問題から出発しており、こういう論文があるからまとめたというわけでなく、このような重要な臨床問題があるからそれについてまとめた、あるいはまとめようとしている、というのが特徴である。Clinical Evidence は問題指向型エビデンス集であり、そのユニークさはその扉の部分に書かれた以下のフレーズに凝集されていると筆者は考えている。

"We supply the evidence, you make the decisions."
「どんな優れた情報であっても、その情報がそのまま目の前の患者に役立つことはむしろ稀である。どんなに優れた情報があろうとも、目の前の患者にとって何が最善の医療かを判断するのは、患者を目の前にしたあなたをおいてほかにない」。ちょっと格好良過ぎる感じもするが、EBM の実践において外部のエビデンスがどのような位置を占めているのか、最も端的に表現されているのではないだろうか。Clinical Evidence はシステマティックレビューやガイドラインではない。後者のように、どのような医療を提供すべきかリコメンデーションもしない。その部分は臨床医に委ねるのである。

現在はまだ治療についてまとめられているに過ぎず、診断や予後についてはあたってみたところで何も情報が得られないというのが現状である。しかし治療に関する問題では最も労力が少ない情報源である。特に治療の選択肢の全体がある程度把握できているなど背景についての情報が十分ある場合、最も有用な情報源である。ただどんな治療法があるのか、とりあえず考えられる選択肢をすべて概観したいというような場合には問題が多いかもしれな

い。取りあげられていない選択肢も多いからである。ただ改訂のたびに大幅な内容の充実が図られており、そうした弱点も徐々に克服されつつある。また若干出版時期が遅れるが、日経BP社より日本語訳が発行されており、英語が苦手な人にもお薦めである。

　Clinical Evidenceの購読法は、雑誌媒体もしくはCD-ROMで購入できる。いずれかの媒体の購入によりオンラインのパスワードを取得でき、オンラインでも利用可能である。オンライン版では参考文献の抄録までたどることができる利点もあり、専用線接続などの環境であればオンライン版の方が使い勝手がよいかもしれない。さらに現在、オンライン版は3カ月の無料アクセスが可能でwww.clinicalevidence.orgから登録できる。実際の購入に際しては、南江堂洋書部が扱っているが、BMJのホームページから直接注文することも可能である。

　EBMの実践などといわなくても、是非この2つのデータベースを購入することをお薦めする。役に立つこと請け合いである。自分で買う余裕のない人は是非病院で買ってもらおう。ひょっとするとこの2つのデータベースを備えていない病院は研修医を教育する資格を与えないという時代がくるかもしれない。そんなデータベースである。

❸ Up To Dateを調べる

　それでは、さきほどの患者の問題について実際にUp To Dateで調べてみよう。検索語句はとりあえず「diabetes mellitus」と入れてみる。さらに2型糖尿病で治療の項目で絞り込むと20項目となり、その中に「Treatment of blood glucose in type 2 diabetes mellitus」という項目があり、これを参照することにする。

　薬物療法開始にあたっての薬の選択という細目があり、そこの部分のrecommendationをみると以下のように記載されている。

Recommendations: If diet and exercise goals or the desired level of glycemic control are not reached after several months, the patient should be started on drug therapy.

・A sulfonylurea is most often given for primary therapy in patients with type 2 diabetes, particularly those whose weight is normal or only modestly increased. As noted above, in the UKPDS the efficacy of a sulfonylurea and insulin were similar [11, 17].
・Markedly obese patients, particularly those with hypertriglyceridemia, may benefit more from metformin [19, 24]. However, the adverse effect of the early addition of metformin to sulfonylurea therapy in the UKPDS is troubling, and makes it difficult to ascertain the optimal role for metformin.
・Patients who are underweight, are losing weight, or are ketotic should be started on insulin, regardless of age.

　標準体重か軽度の肥満の患者ではスルフォニルウレアが第一選択として最もよく使われているとある。肥満の患者では、メトフォルミンがより有効かもしれないが、スルフォニルウレア投与患者に追加した場合、副作用の危険の可能性があると書かれている。やせ気味の患者、ケトーシスの患者ではインスリンで治療を開始することが薦められている。
　これだけでもかなり有用な情報である。ここで勉強を止めてしまうというのも EBM 的なやり方だが、ここでは練習という意味を含めてもう少し勉強を進めてみたい。
　Up To Date の1つの特徴に、参考論文の MEDLINE の抄録までたどり着けるということがある。目の前の患者がかなりの肥満であることを考慮し、肥満糖尿病患者でのメトフォルミンについての論文の抄録を参照してみよう。

TI‐Effect of intensive blood-glucose control with metformin on complications in overweight patients with type 2 diabetes（UKPDS 34）. UK Prospective Diabetes Study（UKPDS）Group [see comments]
SO ‐Lancet 1998 Sep 12；352（9131）：854-65

BACKGROUND：In patients with type 2 diabetes, intensive blood-glucose control with insulin or sulphonylurea therapy decreases progression of microvascular disease and may also reduce the risk of heart attacks. This study investigated whether intensive glucose control with metformin has any specific advantage or disadvantage. METHODS : Of 4075 patients recruited to UKPDS in 15 centres, 1704 overweight (>120% ideal bodyweight) patients with newly diagnosed type 2 diabetes, mean age 53 years, had raised fasting plasma glucose (FPG ; 6.1-15.0 mmol/L) without hyperglycaemic symptoms after 3 months' initial diet. 753 were included in a randomised controlled trial, median duration 10.7 years, of conventional policy, primarily with diet alone (n=411) versus intensive blood-glucose control policy with metformin, aiming for FPG below 6 mmol/L (n=342). A secondary analysis compared the 342 patients allocated metformin with 951 overweight patients allocated intensive blood-glucose control with chlorpropamide (n=265) , glibenclamide (n=277), or insulin (n=409). The primary outcome measures were aggregates of any diabetes-related clinical endpoint, diabetes-related death, and all-cause mortality. In a supplementary randomised controlled trial, 537 non-overweight and overweight patients, mean age 59 years, who were already on maximum sulphonylurea therapy but had raised FPG (6.1-15.0 mmol/L) were allocated continuing sulphonylurea therapy alone (n=269) or addition of metformin (n=268) . FINDINGS : Median glycated haemoglobin (HbA1c) was 7.4% in the metformin group compared with 8.0% in the conventional group. Patients allocated metformin, compared with the conventional group, had risk reductions of 32% (95% CI 13-47, p=0.002) for any diabetes-related endpoint, 42% for diabetes-related death (9-63, p=0.017) , and 36% for all-cause mortality (9-55, p=0.011) . Among patients allocated intensive blood-glucose control, metformin showed a greater effect than chlorpropamide, glibenclamide, or insulin for any diabetes-related endpoint (p=0.0034), all-cause mortality(p=0.021), and stroke (p=0.032). Early addition of metformin in sulphonylurea-treated patients was associated with an increased risk of diabetes-related death (96% increased risk [95% CI 2-275], p=0.039) compared with continued sulphonylurea alone. A combined analysis of the main and supplementary studies showed fewer metformin-allocated patients having diabetes-related endpoints (risk reduction 19% [2-33], p=0.033). Epidemiological assessment of the possible association of death from diabetes-related causes with the concurrent therapy of diabetes in 4416 patients did not show an increased risk in diabetes-related death in patients treated with a combination of sulphonylurea and metformin （risk reduction 5% [-33 to 32], p=0.78）. INTERPRETATION：Since intensive glucose control with metformin appears to decrease the risk of diabetes-related endpoints in overweight diabetic patients, and is associated with less weight gain and fewer hypoglycaemic attacks than are insulin and sulphonylureas, it may be the first-line pharmacological therapy of choice in these patients.

どうやらランダム化比較試験によるかなり妥当性の高そうな論文のようである。抄録からさらに有力な情報が得られたであろうか。目の前の患者に対しての方針は決まったであろうか。あくまでこれは EBM 実践の練習である。あまりせっかちに先を急がず、EBM の5つのステップに忠実に進んでいこう。次のステップではこの論文を EBM 流の読み方で読んでいくことにする。

3 論文の批判的吟味

日常の臨床では、この部分は省略するのが現実的である。Up To Date の記載はとりあえず信じてしまえというわけである。私自身も現実の臨床で MEDLINE の抄録からさらに原著論文を取り寄せ読むということを1人でするようなことはしない。そんな勉強の仕方が長続きするはずないからである。原著論文まで読むような場合は、EBM スタイルのジャーナルクラブを月に1回開催し、そのときにみんなで読むというスタイルでやっている。

しかしここでは論文の批判的吟味ということの基本については、一度はきちんと触れておいた方がいいと考え、敢えて実践からは少し離れて原著論文を読んでみたいと思う。できればさきほどの論文を手に入れ本書と一緒に読んでいただければ幸いである。

❶ 治療の論文を批判的吟味する公式

原著論文を読むのは結構たいへんである。まして英語となればなおさらである。しかしここでの EBM の視点も、情報収集のときと同様、実現可能な論文の読み方、無理のない楽な論文の読み方である。

EBM 流の論文の読み方は、端から端まで読むという無理なことをせずに、公式に沿って、公式の項目だけを飲み込んでいくというものである。表6に治療の論文を読む際の公式を示す。どうしてこのような公式で読むかについては本書では省略する。またここに提示するのは治療についての公式だけで、診断、予後、副作用の論文の場合にはまたそれぞれの公式が存在する。その部分にも興味があり、さらに勉強したいという方は、多くの成書[3)4)]があるのでそちらを参照していただきたい。

❷ 公式に沿って実際の論文を読む

■ 論文の PECO を読む

　公式に沿って読み込む前に、まず論文の PECO を読み込もう。PECO については抄録からだけでも大部分の情報を読み込むことができる。以下にそれを簡単にまとめる。

　　P：肥満のある2型糖尿病患者に対し
　　E：メトフォルミン（1,700mg～2,550mg）を投与すると
　　C：食事療法、またはインスリン、経口糖尿病薬による集中治療に比べ
　　O：糖尿病関連エンドポイントが減少するか
　　　　糖尿病関連死亡が減少するか
　　　　全死亡が減少するか

■ 研究デザインを読む

　次に研究デザインを読み込む。表6の公式を確認しながら、まず第一のガイドについて読み込んでいこう。いずれの項目も多くの論文で同じ場所に書かれている。どこに書いてあるかを確認しながら読んでいくとよいであろう。ランダム化かどうかは抄録に既に「randomized controlled trial」と記載されている。本文の method の部分にも記載がある。追跡については、結果の最初の部分に書かれており、移民してしまった 1.3% の最終的な生死が把握できず、2.5% が最終年にエンドポイント評価のためのコンタクトが取れなかったとある。脱落者も含めすべて解析する intention to treat（ITT）解析については、statistical analysis の部分に intention to treat 解析されたと書かれている。ここまでは大きな問題はないと考えてよさそうである。

それでは第二のガイドに行こう。二重盲検について記載はない。アウトカムの評価が盲検されたかどうかも明確な記載はない。患者背景はTable1にあるが、よくそろっている。評価の対象外の治療については明確な記載はない。

　第二のガイドについては十分な記載がないようであるが、第一のガイドをよく満たしており決定的な問題はないと考えていい論文ではないだろうか。

3 論文結果を読む

　研究デザインを読んだら、次は論文の結果を読もう。この部分の公式は表6の後半にある。

　まず仮説に沿って読むという部分である。論文中に「primary outcome」、「secondary outcome」という言葉があるが、今自分がみている結果がどのアウトカムに属しているかを意識して読む必要がある。最も偶然の影響が少ないアウトカムがprimary outcomeで、secondary outcomeになると少し偶然の影響が大きくなる。いずれにも挙げられていないアウトカムは、かなり偶然の影響を考慮して厳しい目でみていく必要がある。厳しい目でみていくということは、統計学的に有意だという有意水準0.05を適用できるのはprimary outcomeについてのみで、その他のアウトカムについては、0.01ある

表6．治療の論文を読む公式

```
1. 研究デザインを読む場合の公式
  第一のガイド
   ・ランダム化比較試験か
   ・解析時にもランダム化が守られているか
          追跡率
          intention to treat analysis
  第二のガイド
   ・医師、患者、アウトカムの評価者において情報が独立して評価されているか
   ・両群の背景がそろっているか
   ・評価の対象外の治療が等しく行われているか

2. 治療の論文の結果を読むための公式
   1. 研究仮説に沿って読む
   2. 相対危険でみる
   3. 治療必要数でみる
   4. 信頼区間でみる
   5. 治療群のイベント発症率でみる
   6. 非治療群のイベント非発症率でみる
```

いはそれ以下の有意水準を適用した方がいいかもしれないということである。この論文では、statistical analysis の部分で、primary outcome と secondary outcome については、0.05 を、一つひとつのアウトカムについては 0.01 を適用するように書かれている。

次に実際の結果をみていこう。ここでは primary outcome のみみていく。Table6 に結果がある。上から 3 つのアウトカム（全糖尿病関連アウトカム、糖尿病関連死、全死亡）がそれである。メトフォルミン治療群の食事療法のみの従来治療に対して、相対危険とその 95％信頼区間が、全糖尿病関連アウトカムについて 0.68（0.53〜0.87）、糖尿病関連死について 0.58（0.37〜0.91）、全死亡について 0.64（0.45〜0.91）といずれもメトフォルミンが統計学的にも有意に有効という結果である。相対危険は 1 のとき差がないということであるから、95％信頼区間が 1 を含まなければ有意水準 0.05 で統計学的にも有意ということになる。

多くの論文では、ここでみた相対危険のみで治療効果を表現しているが、それだけでは不十分だというのが EBM の視点である。そこでさらに公式に沿って、治療必要数、治療群でもアウトカムを起こした割合、対照群でもアウトカムを起こさなかった割合についてもみていこう。

まず何人に治療すると 1 人のアウトカムの出現を防げるかという治療必要数を計算してみよう。治療必要数は両群のアウトカム出現率の差の逆数であるから、全糖尿病関連アウトカムについては $1/(98/342 - 160/411) = 10$ となる。10 人治療して 1 人糖尿病合併症の出現を防げる、そう聞いてどのように感じるだろうか。もちろんここから先は価値観の問題が大きく関係し、人によってさまざまな感じ方があるだろう。そうした中の 1 つには、10 人治療しても 9 人の治療は無駄である、そのような見方もできるわけである。ほか 2 つのアウトカムも同様に 19、14 と計算される。

さらに公式に沿うと、メトフォルミン群でも 29.6％が、何らかの糖尿病関連アウトカムが出現しており、従来治療群でも 50％以上は糖尿病関連アウトカムが出現しないという見方もできる。

このような多面的な評価をすると、相対危険のみによる治療効果の評価がいかに一面的なものか実感できるのではないだろうか。

公式に沿った論文のまとめを表 7 に示す。論文を全部読むことなく公式の部分だけを読み込むといっても、どこに何が書かれているか知らなければ全

表7．公式に沿った論文のまとめ

1. 研究デザインを読む場合の公式	
第一のガイド	
・ランダム化比較試験か	OK
・解析時にもランダム化が守られているか	
追跡率	97.5%
intention to treat analysis	OK
第二のガイド	
・医師、患者、アウトカムの評価者において情報が独立して評価されているか	
	記載なし
・両群の背景がそろっているか	OK
・評価の対象外の治療が等しく行われているか	
	記載なし
2. 治療の論文の結果を読むための公式	
1. primary outcome	全糖尿病関連アウトカム
2. 相対危険（95%信頼区間）	0.68（0.53～0.87）
3. 治療必要数（95%信頼区間）	10（6～29）
4. メトフォルミン群のイベント発症率	29.8%
5. 対照群のイベント非発症率	56.7%

部読むしか仕方ないという状況かもしれない。公式のどの項目が論文のどこに書かれているかを確認しながら、表7の記載を復習してみて頂きたい。あとはいかにたくさんの論文を今後読み続けていくかである。職場で抄読会を開くなどして仲間や先輩医師とともに論文を読む機会をもつといいだろう。

❸ この論文の他の重要な結果のまとめ

とりあえず、primary outcomeについてのみみてきたが、この論文にはそのほかにも多くの重要な結果が含まれている。それもここで簡単にまとめておきたい。

ⅰ）インスリン、スルフォニルウレアによる**集中的治療と食事療法のみの従来治療との比較**

3つのprimary outcomeいずれについても、集中治療群でややよい傾向がみられるが統計学的な有意差はなかった。

ⅱ）スルフォニルウレア無効例に対する**メトフォルミン追加と追加しない場合との比較**

糖尿病関連死と全死亡について、メトフォルミン追加群で有意にイベント

表8．その他の結果のまとめ

アウトカム	従来治療	集中治療	RR（95% Cl）
糖尿病関連アウトカム	160/411	350/951	0.93（0.77〜1.12）
糖尿病関連死	55/411	103/951	0.80（0.58〜1.11）
全死亡	89/411	190/951	0.92（0.71〜1.18）

アウトカム	従来治療	メトフォルミン追加	RR（95% Cl）
糖尿病関連アウトカム	82/269	81/268	1.04（0.77〜1.42）
糖尿病関連死	14/269	26/268	1.02（1.96〜3.75）
全死亡	31/269	47/268	1.60（1.02〜2.52）

表9．歩きながら論文を読む法
- 論文のPECOは
- ランダム化かどうか
- ITT解析、追跡率は
- primary outcomeについての結果と95%信頼区間は

が多いという結果である。

表8にこれらの結果をまとめておく。

❹ 歩きながら論文を読む法

　臨床の忙しい中で論文を読むということは、公式の部分だけ読むといってもずいぶんたいへんである。そこでここではもう少し現実的な読み方として、歩きながら治療に関する論文を読む方法というのを提示したい。先の公式をさらに簡略化したもので、表9に示す最小限の項目だけ読み込んでいくやり方である。

　どこに何が書いてあるかさえおおよそ理解できるようになれば、この公式に沿っていけば治療に関する論文は、数十秒から数分あれば読めるようになる。1人で治療についての論文を読むときに是非利用して頂きたい。

4　患者への適用

　批判的吟味のややこしい話で最初の患者の話を忘れてしまったかもしれない。しかし最初に強調したように、EBMとは患者に始まり患者に終わる一連

の問題解決の手法である。再び症例について確認しておこう。

【症例　55歳、男性】

　健診にて高血糖を指摘されたため糖尿病を心配して来院。健診の結果では、空腹時血糖が156mg/dl、HbA$_{1c}$は7.8%であった。昨年の健診では異常を認めていない。これまで入院、手術の既往はなく、長く薬を飲んだこともない。身長160cm、体重78kg。ここ1年で5kgの体重増加がある。

　外来で食事療法、運動療法を3カ月間継続したが大きな改善がない。依然としてHbA$_{1c}$は7を超え、空腹時血糖も140〜150である。患者は食事や運動をこれ以上頑張るのは無理だ、できれば薬の助けを借りたいという。主治医は患者からの希望もあり、薬物療法を考慮することにした。

　Up To Dateによれば、肥満患者ではメトフォルミンが有効らしい。スルフォニルウレアやインスリンは肥満者に対し効果がないかもしれない、さらにはスルフォニルウレアで十分なコントロールが得られない患者にメトフォルミンを追加するとかえって予後を悪くする可能性があることを学んだ。さらに原著論文をたどったところ、かなり質の高いランダム化比較試験であり、その事実がかなり確からしいことを確認した。原著論文をたどってもそれほど結論に違いがなかったことを考えると、Up To Dateの威力がここで実感できたのではないだろうか。

　そこで話を目の前の患者に戻そう。さてこの患者の現実の治療をどうしたらよいだろうか。

　ここにも患者に論文結果を適用する際の公式というのが存在する。それを表10に示す。

　最初のガイドは、目の前の患者のPECOと論文のPECOの違いをよく検討しなさいということである。肥満のある糖尿病患者で、平均のHbA$_{1c}$が7%台前半と目の前の患者によく似ている。しかしメトフォルミンの投与量をみてみると、最低でも1,700mgという投与量で、日本の保険医療の範囲では投与できないような量である。アウトカムについては患者にとって重要なアウトカムがよく検討されており問題ないであろう。コストの問題も多くの糖尿病の薬の中で最も安い部類に入り有利な薬である。副作用については、乳酸

表 10．論文の患者への適用を吟味する公式
1．論文の患者は結果が適用できないほど目の前の患者と異なっていないか
2．臨床上重要なすべてのアウトカムを考慮したか
3．コストや副作用を考慮したか

アシドーシスの危険が問題となるが、論文の範囲では報告はなく、腎不全など乳酸アシドーシスのハイリスクの患者以外では安全だと記載されている。

副作用の問題の検討はこれだけでは不十分で、さらに徹底的な検討が必要であろう。この部分はまた副作用に関する EBM の実践として 5 つのステップに沿った検討ができる。本書では取り扱わないが、興味のある方は是非成書を参考にしながらトライしてみて頂きたい。

今回の勉強の範囲では、やはりメトフォルミンを投与してみようというところであろう。ただ投与量については、論文の投与量とは異なり、まずは保険の範囲内での投与ということになるかもしれない。

とりあえず方針が決まったところで、最後の評価のステップに入っていきたい。

5 評　　価

このプロセスについて詳細に取り上げたものは多くないが、実はこのステップこそ最も重要ではないかと考えている。他人の論文にケチをつけることなど簡単である。それに対し、自分自身の医療行為に対してこそ批判的に考える必要があるのではないだろうか。そしてそれこそが最も困難なことであると思うからである。

自分自身に対して批判的になるというのはたいへんである。まずは第三者の評価を受けるというのがいいであろう。その人が EBM についてよく理解がある人ならなおさらいいと思われる。ただそうでなくても大丈夫である。EBM についてよく知らない人がいればそうした人の意見もまた貴重なものである。

筆者自身は表 11 に示すような公式でこのステップを評価している。

表 11．自分自身が提供した医療への評価
患者が話したいことをすべて聞き出したか
必要十分な診察を行ったか
疑問点について勉強したか
患者に十分な情報提供をしたか
自分の方針を押しつけていないか
方針を患者任せにしていないか
第 3 者の評価を受けたか
患者の評価を受けたか

【現実の患者の結末】
　まずはメトフォルミンを朝晩2回の500mg投与で様子をみることにした。そう考えて先輩の内分泌の医師に話したところ、αグルコシダーゼ阻害薬（αGI）の投与も検討しては、と言われた。確かにそのことはあまり考えていなかった。
　また新たな問題が生じた。この問題を定式化してみると、以下のようになる。

　P：肥満のある2型糖尿病患者に対し
　E：αGIを投与すると
　C：食事療法、またはインスリン、経口糖尿病薬による集中治療に比べ
　O：糖尿病関連エンドポイントが減少するか
　　　糖尿病関連死亡が減少するか
　　　全死亡が減少するか

　是非この問題について自分で取り組んでみて頂きたい。EBMの実践に取り組むと、新しい勉強のネタが次々出てくるようになる。しかしそれもそうたいへんなことではない。なぜならわれわれは、既にPECOや、Up To DateとClinical Evidence、論文を読むための公式などの多くの武器を身につけたからである。
　そうした問題についてとりあえずPECOで定式化し、Up To DateとClinical Evidenceをみてみよう、そんなことができればあなたももう立派なEBM実践の一歩を踏み出しているのである。1つの問題について数分あれば大丈夫である。数分でうまくいかなければ他の解決法に頼って、EBMに沿ったやり方はしばらく放っておいてもいいのである。まずは第一歩を踏み出そう。

> トピックス

1. UGDPとUKPDS
　2型糖尿病の治療効果を血糖値などの代用のアウトカムでなく真のアウトカムで評価した2つの代表的な臨床試験である。
　UGDPとは、University Group Diabetes Programの略で、1971年に結果が報告された。この結果はスルフォニルウレア、トルブタマイドによる治療で心血管系疾患が有意に増加するという衝撃的なものであった。スルフォニルウレア、トルブタマ

イドの作用機序がカリウムチャンネルブロッカーであることから冠血管を収縮させる危険があり、メカニズムの面からも理にかなう結果で、この結果は大きな論争を呼んだ。しかし、糖尿病患者でスルフォニルウレア、トルブタマイドを処方しないというような行動には結びつかず、このような結果にもかかわらずこれらの薬は使い続けられた。この論争については、Fletcher の臨床疫学の教科書に1章を割いて詳しく述べられている[1]。

　そうした論争に決着をつけるための計画されたのがUKPDS（United Kingdom Prospective Diabetes Study）である。今回紹介した論文もこのUKPDSの結果の1つである。この研究の結果は、スルフォニルウレアかインスリンによる集中治療によって糖尿病に伴う細血管障害は減少するものの、大血管系の合併症については効果が明らかではないというものであった。ただUGDPと異なり有意に増加させるというようなことはなく、とりあえずはUGDP以来の論争に決着をつけたかたちとなった。また、肥満患者での効果の不明確さ、降圧療法に比べて血糖コントロールによる効果の小ささなど、2型糖尿病の治療効果のあいまいさが浮き彫りになった研究といってもいい。このUKPDS全体の結果については、本章で使った論文と同じ号のLancet に掲載されており[5]、是非一読をお薦めする。

2．相対危険と治療必要数
相対危険
　相対危険は治療効果を表す指標の1つで、割り算によって求められる相対指標の1つである。治療群と対照群の発症率の比によって求められる。対照群を分母にして計算され、1のとき治療効果がなく、1より小さければ治療が有効、1より大きければ治療が有害、1より離れれば離れるほどその効果が大きい、ということになる。1から相対危険を引いたものが相対危険減少（relative risk reduction；RRR）で、同様に0のとき治療効果がなく、0より小さければ治療が有害、0より大きければ治療が有効、0より離れれば離れるほどその効果が大きい。脳卒中が降圧治療により30%減少すると記載された場合、多くはこのRRRが計算されている。

　これらの指標は、発症率に依存しないことが特徴である。表12の例でみてみよう。対照群の発症率が、1%でも10%でも、RRは0.7、RRRは0.3と違いはない。相対指標のみで評価している限り、このベースラインの発症率の違いがみえてこない。そこで次の絶対指標でも評価してみようというわけである。

治療必要数
　相対指標に対し、絶対指標は引き算によって求められる指標である。対照群と治療群の発症率の単純な差を求めたものが、絶対危険減少（absolute risk reduction；ARR）で、相対指標と異なりイベントの発症率に依存する。表12の例でみると、対照群の発症率により、10%の場合0.03、1%の場合0.003と違いが明らかになる。さらにこれを逆数にし何人治療すると1人イベントを減らせるかという指標にすると、

小数点がなくなりより身近な指標に感じられるだろう。これが治療必要数（nunber needed to treat；NNT）である。

EBMというとこのNNTが強調されるが、NNTがRRやRRRよりあらゆる場合に優れているというわけではない。治療効果判定のためには、両方での評価が重要ということである。

表12．各指標の計算式と実例

CER	EER	RR EER/CER	RRR (CER-EER)/CER	AAR CER-EER	NNT 1/(CER-EER)
0.1	0.07	0.7	0.3	0.03	33.3
0.01	0.007	0.7	0.3	0.003	333

CER：対照群での発症率、EER：治療群での発症率、RR：相対危険、RRR：相対危険減少率、ARR：絶対危険減少度、NNT：治療必要数

（名郷直樹）

参考文献

1. Fletcher RH, Fletcher SW, Wagner EH：Clinical epidemiology；the essentials. First Ed, Baltimore, Williams & Wilkins, 1982［久道 茂、ほか（訳）：臨床のための疫学．医学書院，東京，1986］．
2. Cardiac Arrhythmia Suppression Trial (CAST) Investigators. Preliminary report: effect of encainide and flecainide on mortality in a randomized trial of arrhythmia suppression after myocardial infarction. New England Journal of Medicine 321：406-412, 1989.
3. 開原成允、浅井泰博（監訳）：JAMA医学論文の読み方．中山書店，東京，2001．
4. 名郷直樹：EBM実践ワークブックII．南江堂，東京，2002．（印刷中）．
5. UK Prospective Diabetes Study (UKPDS) Group. Intensive blood-glucose control with sulphonylureas or insulin compared with conventional treatment and risk of complications in patients with type 2 diabetes (UKPDS 33). Lancet 352:837, 1998.

CHAPTER 12
臨床試験と医薬品開発

1 臨床試験と倫理性

　第二次世界大戦後のニールンベルク裁判によってナチスの残虐な医学研究が明らかになり、その反省に立って世界医師会は1948年にジュネーブ宣言を、さらに1964年にヘルシンキ宣言を公表した。このヘルシンキ宣言は、「医学の進歩のためには臨床試験は不可欠であるが、しかし、被験者の福利に対する配慮が、科学的、社会的な利益よりも優先する」という原則に立っている。

　現在、臨床試験を行うためにはヘルシンキ宣言の精神を尊重するとともに、臨床試験の実施の可否を審査する施設内治験審査委員会（IRB）の設置と被験者からのインフォームド・コンセント（IC）の取得が必須である。さらに、医薬品を開発する際には「医薬品の臨床試験の実施に関する基準（GCP）」に基づいた臨床試験を行わなければならない。

❶ ヘルシンキ宣言

　2000年、エジンバラで開催された世界医師会総会で改訂されたヘルシンキ宣言を表1に示す。

　ヘルシンキ宣言に則って臨床試験を実施するために必要な要件をまとめる。

1. 倫理的な配慮が十分であり、科学的原則に合致し、かつ、十分な科学的情報による検討に基づいた試験計画書を作成する。
2. IRBで試験計画書、および被験者への同意説明文書が適正であることの承認を得る。
3. 試験を実施する際に、被験者から自由意思によるICを文書で得る。

　なお、2000年の改訂によって「新しい方法を使用する場合は、その利益、危険性、負荷および有効性を、現時点で最善の予防、診断及び治療方法と比較検討し

なければならない」という項目が新たに加わり、プラセボの使用が制限されることになった。

表１．ヘルシンキ宣言（和訳）
ヒトを対象とする医学研究の倫理的原則

1964年世界医師会総会（フィンランド：ヘルシンキ）で採択

Ａ．序言
1. 世界医師会は、ヒトを対象とする医学研究に携わる医師及びその関係者への指針を示すための倫理的原則の声明としてヘルシンキ宣言を作成し改訂してきた。ヒトを対象とする医学研究には、個人を特定できるヒト由来の材料、または個人を特定できるデータに関する研究が含まれる。
2. 人々の健康を増進し守ることが医師の責務である。医師は、この責務を果たすために、自からの知識と良心を捧げるものである。
3. 世界医師会のジュネーブ宣言は、「医師は、患者の健康が自らの第一の関心事である」という言葉で医師にこのことを義務づけている。また、医の倫理の国際規則では、「患者の身体的、精神的状態を弱めるかもしれないような医療行為は、患者の利益になるときにのみ利用すべきである」と明言している。
4. 医学の進歩は、研究の成果に基づいているのであるが、これらの研究の一部は最終的にはヒトを対象とした試験によらなければならない。
5. ヒトを対象とする医学研究においては、被験者の福利に対する配慮が、科学的、社会的な利益よりも優先されなければならない。
6. ヒトを対象とする医学研究の第一の目的は、疾病の予防、診断及び治療方法を改善することであり、病気の原因と病理についての理解を深めることである。最善の立証された予防、診断及び治療方法であっても、研究を通じてその有効性、効率、利用しやすさ及び質の向上を求め続けなければならない。
7. 今日の医療及び医学研究においては、大部分の予防、診断及び治療方法は危険性と負荷を伴うものである。
8. 医学研究は、すべての人間に対する尊厳を促し、その健康及び権利を守るための倫理基準に従わなければならない。研究対象集団の中には、立場が弱く特別の保護を必要とする集団もある。経済的及び医学的に不利な立場にある者に特別に必要とされる事柄を認識しなければならない。自ら同意することができない、あるいは拒否することができない者、強要されて同意せざるを得なくなりかねない者、当該研究から個人的に利益を得られない者、また医療の一部としての研究の対象となる者については、特に注意を払う必要がある。
9. 研究実施者は、自国におけるヒトを対象とした研究に関する倫理的、法的、また規制上の要件を熟知し、さらに、適用されうる国際的な要件も熟知するべきである。いかなる国の倫理的、法的または規則上の要件も、本宣言で定める被験者の保護を狭めたり排除すべきではない。

Ｂ．あらゆる医学研究のための基本原則
10. 被験者の生命、健康、プライバシー及び尊厳を守ることは、医学研究に携わる医師の責務である。
11. ヒトを対象とする医学研究は、広く一般に受け入れられている科学的原則に合致して行われ、十分な科学的文献やその他の関連する情報源による検討に基づいたうえで、

さらに適切な研究室における試験や適切であれば動物実験を経て行われなければならない。
12. 環境に影響を及ぼすおそれのある研究の実施にあたっては相応の注意を払い、また研究に用いられる動物の福祉も尊重しなければならない。
13. ヒトを対象とする試験においては、試験計画の内容と個々の実施手順は，試験計画書に明確に定められていなければならない。この試験計画書は、考察、論評、指導を受け、適切であれば承認を得るために、特別に任命された倫理審査委員会に諮られなければならない。なおこの委員会は研究実施者、試験依頼者，あるいはその他の不当な影響を及ぼしうるものから独立していなければならない。この独立した委員会は、当該試験が実施される国の法律及び漫則を遵守するべきである。委員会は．進行中の試験をモニターする権利を有する。研究者はモニタリングに関する情報、とりわけすべての重篤な副作用情報についても当該委員会に報告する義務がある。また、研究者は、資金、試験依頼者、所属機関、その他、被験者の利害に絡むおそれのある情報や被験者の参加動機に関する情報を委員会に提出して審査を受けなければならない。
14. 試験計画書には、この宣言に盛られている倫理的配慮に関する陳述が常に含まれており、かつこの宣言にある原則に従う旨を明記しておくべきである。
15. ヒトを対象とする医学研究は、十分な臨床的能力のある医師の監督の下に、科学的な資格を有する者によって行われなければならない。また、被験者に対する責任は、常に医学的資格を有する者が負うべきであり、たとえ、その被験者が研究への参加に同意していたとしても、その被験者に責任を負わせてはならない。
16. ヒトを対象とするどのような医学研究においても、その研究計画を作成する前に、被験者等に対して期待される利益と予想される危険性及び負荷とに細心の注意を払い、比較考慮しなければならない。だからといって、医学研究に健常志願者が参加することを妨げるものではない。そして、あらゆる試験計画は公開されるべきである。
17. 医師は、研究に伴う危険性が十分に評価されており、しかも十分に管理できるとの自信が持てない限り、ヒトを対象とした研究に従事することを差し控えるべきである。また、危険性が考えられる利益を上回ることが判明した場合、あるいは有効かつ有益な結果が結論的に立証された場合には、いかなる研究も中止すべきである。
18. ヒトを対象とする医学研究は、目的の重要性が被験者にもたらされうる固有の危険性や負荷を上向る場合に限って実施すべきである。被験者が健常志願者である場合は、特にこの点が重要である。
19. 医学研究は、研究対象集団が研究の結果から利益を受ける可能性が合理的にある場合に限って妥当と判断きれる。
20. 被験者は、研究プロジェクトにおける志願者でなければならない。また十分説明を受けた参加者でなければならない。
21. 被験者が自分自身の完全性を保護する権利は常に尊重されなければならない。被験者のプライバシーを尊重し、患者情報の秘密を守るとともに、研究が被験者の身体的、精神的完全さに及ぼす影響やその性格、個性に対して及ぼす影響を最小限にとどめるためにも、あらゆる注意が払われるべきである。
22. ヒトを対象とするいかなる研究においても、被験者は当該研究の目的、方法、資金源、生じうる利害の衝突、研究者の所属機関、また予期される利益と潜在的な危険性及びもたらされるかも知れない不快きについて十分な説明を受けなければならない。被験者は、当該研究に参加しない権利、あるいは参加後もいかなる時点であれその同意を撤回する権利があり、それによって不利益を被ることがないことを知らされなければならない。被験者が与えられた情報を十分理解したと確認した後で、医師は被験者の自由意思によるインフォームド・コンセント（十分に知らされた上での同意）を、でき

れば文書で入手しておくべきである。文書による同意が得られなかった場合には、文書によらない同意を得た旨を正式に記録として残し、証人によって証明されなければならない。
23．被験者のインフォームド・コンセントを得る際には、医師は、被験者が医師に対して従属関係にある場合や、強制されて同意する可能性がある場合には、特に、慎重に注意しなければならない。このような場合のインフォームド・コンセントは、当該研究に従事しておらず、当該被験者と全く無関係であり、内容を十分知らされた別の医師によって得られなければならない。
24．法律上、同意の能力を欠いた、身体的または精神的な理由で同意能力がない被験者、もしくは法的に同意能力のない未成年者については、研究者は通用される法律に従って法定代理人から同意を得なければならない。ただし、その人々が代表する集団の健康を促進するのに研究が必要であって、かつ、その研究が法的能力のある人を代わりに対象として行うことができない場合を除き、このような人々を研究の対象とするべきではない。
25．被験者が未成年者など法的に同意能力がないとみなされても、研究への参加について本人が承諾を与えることができる場合には、研究者は法定代理人からの同意に加えて本人からの承諾も得ておかなければならない。
26．代理人による同意や事前同意も含め、同意を得ることが不可能な者を対象とした研究は、同意の妨げとなっている身体的/精神的状態が研究対象集団の必要不可欠な特徴である場合に限って実施されるべきである。同意を与えることを不可能にしているような状態の被験者を研究対象に入れる明確な理由は、審査委員会の検討と承認を得るために試験計画書に明記すべきである。また、試験計画書には、研究への参加を続けることの同意は被験者本人または法定代理人からできる限り速やかに取得するべきであることを明記すべきである。
27．報告の執筆者及び発行者の双方ともに倫理的責務がある。研究結果を発表するにあたっては、研究者は結果の正確さを保つ義務がある。有効な結果のみならず無効な結果も発表すべきであり、さもなければ公に入手できるようにしなければならない。発表するにあたっては、資金源、所属機関、生じうる利害の衝突を明記しておくべきである。本宣言に述べる原則に従わずに行われた試験の報告は、公表が拒否されなければならない。

C．医療の一部としての医学研究に関する追加原則

28．医師には、研究がそれによってもたらしうる予防、診断及び治療における価値から見て妥当と考えられる範囲に限り、医療の一部として医学研究を行ってもよい場合がある。医療の一部として医学研究を行う場合には、被験者たる患者を保護するために、付加的な基準が通用される。
29．新しい方法を使用する場合は、その利益、危険性、負荷及び有効性を、現時点で最善の予防、診断及び治療方法と比較検討しなければならない。ただしこのために、立証済みの予防、診断あるいは治療方法が存在しない研究においてプラセボの使用、あるいは非治療を排除するものではない。
30．試験が完了したならば、試験に参加した患者全員が、試験で確認された最善の予防、診断及び治療方法が受けられるよう保証されるべきである。
31．医師は、患者に対して治療のどの部分が研究に関係するのかを十分に知らせておくべきである。患者が研究への参加を拒否したとしても、それによって患者と医師の関係が損なわれることは絶対あってはならない。
32．患者を治療するにあたって、立証済みの予防、診断及び治療方法がないもしくは有効

> でない場合、生命を救ったり、健康を取り戻したり、あるいは苦痛を緩和する望みがあると医師が判断したならば、医師は患者から同意を得たうえで、立証されていないもしくは新しい予防、診断及び治療的手段を利用する自由があるべきである。可能であれば、こうした手段を用いる場合の研究の対象は、安全性と有効性を評価するよう計画したものとすべきである。いかなる場合にも、新たに得られた情報を記録し、適切であれば公表すべきである。その他にも本宣言に関連する指針があれば、それに従うべきである。

(1975年東京、1983年ベニス、1989年香港、1996年サマーセットウェスト、2000年エジンバラにて改訂)
(翻訳：日本製薬工業協会医薬品評価委員会)

❷ 施設内治験審査委員会（IRB）

IRBは当該臨床試験に直接かかわる者から独立した第三者的な委員会であり、その最も重要な責務は被験者の権利、安全および福祉を守ることである。

IRBの業務としては
1. 試験計画書などによる、当該試験を実施することの妥当性に関する審査
2. 被験者から試験参加のICが得られていることの確認
3. 試験計画書の重大な変更の妥当性に関する審査
4. 試験の進行状況について適宜報告を受け、また、必要に応じてIRB自ら調査を行い、意見を述べること

などがある。

❸ インフォームド・コンセント（IC）

ICとは、医師から十分な説明を受けた被験者がその内容を十分に理解し、その内容を考慮した後、他人からの強制や誘因などなしに決意し、本人の自由意思により与えられる同意である。

ICを得る際の、被験者に対する説明事項として以下のものがある。

1. 臨床試験の目的および方法
2. 予期される効果および危険性
3. 当該疾患に対するほかの治療方法の有無およびその内容
4. 被験者が臨床試験への参加に同意しない場合であっても不利益は受けないこと
5. 被験者が臨床試験への参加に同意した場合でも随時これを撤回できること

6．その他被験者の人権の保護に関し必要な事項

❹ GCP（Good Clinical Practice）

　「医薬品の臨床試験の実施に関する基準」（Good Clinical Practice；GCP）は、薬事法に基づく医薬品の製造（輸入）承認申請の際に提出すべき資料の収集のために行われる臨床試験（治験）が倫理的な配慮のもとに科学的に適正に実施されるように、治験に携わる医療機関、医師、企業などの関係者の遵守すべきルールを定めている。特に医薬品を開発するときに行われる臨床試験（治験）は研究的な要素が大きく、そのために被験者に対して倫理的配慮が十分なされる必要がある。

　GCPは以下の4項目から成っている。

1．試験依頼者と医療機関の間の治験実施に関する契約の締結
2．治験実施医療機関における治験審査委員会の設置
3．被験者の人権の保護の徹底
4．治験におけるGCPの遵守に関する記録の保管

　なお、GCPに反すると薬事法違反となり、処罰の対象となることがある。

2　医薬品開発と薬事行政

❶ 医薬品開発と諸規制

　医薬品（表2）を製造、輸入するためには「医薬品の製造（輸入）承認許可制度」に従って厚生労働大臣の承認を得なければならない。医薬品の承認審査は、「医薬品の安全性試験に関する基準（GLP）」、「治験薬の製造管理および品質管理基準および治験薬の製造施設の構造設備基準（治験薬GMP）」、

表2．薬事法による医薬品の定義

1．日本薬局方に収載されているもの。
2．ヒトまたは動物の疾病の診断・治療または予防に使用されるものであって、器具器械でないもの。
3．ヒトまたは動物の身体の構造または機能に影響を及ぼすことが目的とされているものであって、器具器械でないもの。

「医薬品の臨床試験の実施に関する基準（GCP）」に基づいて得られた資料により行われる。1996年には新GCPおよび「医薬品の市販後調査の基準（GPMSP）」が法制化された。また、オーファンドラッグに対しては開発促進を目的とする「希少疾病用医薬品の開発促進制度」が定められた。

❷ ICH (International Conference on Harmonization)

優れた医薬品をいち早く開発し患者に提供することは急務である。そこで、臨床試験や動物実験などのうちで不必要な繰り返しを防ぐことを目的に、三極（日米欧）の官（規制当局）、民（製薬企業）、学（大学・研究者）が集まり、新医薬品の承認審査資料のハーモナイゼーションが図られることとなった。これがICH (International Conference on Harmonization of Technical Requirements for Registration of Pharmaceuticals for Human Use：ヒト用医薬品の登録のための技術的要求におけるハーモナイザーション国際会議）であり、これまでに品質、安全性、有効性および規制情報等の分野でハーモナイゼーションの促進を図るための活動が行われている。今後、国際的なデータの相互受入れが可能となり、承認審査が迅速化されるものと考えられる。

3 医薬品の開発プロセス

❶ スクリーニング

合成、発酵、培養、抽出、バイオテクノロジーなどの技術によって見い出された新規化合物の性状・構造などが研究され、一次スクリーニングによって薬効が確かめられる。次いで、効力と毒性を対比する二次スクリーニングが行われ、開発候補物質が絞り込まれる。

❷ 非臨床試験

■製剤学的研究

新規化合物の性質・性状や予想される適応疾患より投与ルートが決められ、製剤化研究が進められる。薬物の定量法が確立したのち、製剤の安定性の確認のために長期安定性試験、加速試験、苛酷試験が実施され、規格（保存条件、有効期限）が決定される。

❷安全性研究

　安全性研究は、一般毒性（単回投与毒性、反復投与毒性、癌原性など）と特殊毒性（抗原性、変異原性、生殖発生毒性、依存性など）に分けられる。安全性研究については医薬品毒性試験法ガイドラインが示されており、これらの試験はGLPに従って実施される。

❸薬 理 研 究

ⅰ）一般薬理試験

　一般薬理試験とは、動物または抽出した臓器を用いて、開発目的としている薬理作用以外の作用を調べるものである。一般行動、中枢神経系、自律神経・平滑筋系、呼吸器・循環器系、消化器系などに及ぼす影響が検討される。

ⅱ）効力薬理試験

　開発目的とする薬理作用を調べるものである。この試験は実験的病態モデルや遺伝的病態モデル、あるいは特定の遺伝子を欠損させたノックアウトマウスや特定の遺伝子を移入したトランスジェニックマウスを用いて行われる。また培養細胞などを用いて作用メカニズムも検討される。

❹薬物動態研究

　薬物の吸収、分布、代謝、排泄の特徴を動物を用いて検討し、未変化体や代謝物の蓄積性などを明らかにする。また、薬物相互作用の観点から血漿蛋白質との結合性も検討される。さらに、主要代謝物については、効力薬理試験や毒性試験および薬物動態試験が行われる。

❸　臨床試験（表3）

❶第Ⅰ相試験

　ヒトに初めて投与する試験であり、健常ボランティアを対象にして安全性および忍容性を確認する。ヒトへの初回投与量は表4に示した基準などによって算定される。しかし、強い毒性をもった薬物（抗がん薬、免疫抑制薬など）の場合は、患者を対象とする。ヒトにおける薬物の吸収、分布、代謝、排泄の特徴を明らかにするとともに、蓄積性の有無を検討する。経口投与する薬物では、薬物動態に及ぼす食事の影響も検討する。肝・腎障害患者や高齢、小児、女性患者における薬物動態試験、あるいは薬物相互作用の検討は

表3．臨床試験の分類

試験の種類	試験の目的	例
臨床薬理試験 （第Ⅰ相）	・忍容性評価 ・薬物動態、薬力学的検討 ・代謝物と薬物相互作用の探索的検討 ・薬理活性の探索的検討	・忍容性試験 ・単回および反復投与の薬物動態、薬力学試験 ・薬物相互作用試験 ・吸収、分布、排泄、代謝試験
探索的試験 （第Ⅱ相）	・目標効能に対する探索的使用 ・用法・用量の検討 ・検証的試験のデザイン、エンドポイント、方法論の根拠の提供	・比較的短期間で限られた対象を用い、代用あるいは薬理学的エンドポイントを用いた初期の管理された試験
検証的試験 （第Ⅲ相）	・有効性の立証／確認 ・安全性の検討 ・承認取得を支持する良好なリスクベネフィット関係の根拠づけ	・適切でよく管理された有効性検討試験 ・安全性試験 ・大規模臨床試験
治療的使用 （第Ⅳ相）	・一般的な患者または特殊な患者集団および（または）環境におけるリスクベネフィットの関係についての理解をさらに正確にする ・より出現頻度の低い副作用の検出 ・用法・用量の追加検討	・有効性比較試験 ・死亡率／罹病率エンドポイント試験 ・大規模臨床試験 ・医療経済学的試験

(臨床試験の一般指針について, 98.4.21 医薬審第380号より引用)

表4．初回投与量設定のための評価基準

1. 動物実験で最も感受性の高かった動物のLD$_{50}$の1/600以下
2. 最大耐薬量の1/60以下
3. 最も感受性の高かった動物のED$_{50}$の1/60以下。この場合、目的とする作用でなくてもよい
4. 臨床期待量の1/10〜1/20以下
5. 類似同種同効薬の場合は、その治療量の1/5〜1/10以下

一般的に第Ⅱ相試験以降で実施される。

2 第Ⅱ相試験

　第Ⅱ相試験では、基準に従って選択された患者を対象とする。通常、前期、後期に分けられる。前期第Ⅱ相試験では次相以降において用いられるエンドポイント、治療方法（併用療法を含む）、対象となる患者群（例えば、軽症例か重症例か）などの妥当性を評価する。後期第Ⅱ相試験では有効性および安全性における用量—反応関係を確認し、第Ⅲ相試験で用いる用法・用量を決

定する。試験デザインとしては、無作為割付け比較試験が用いられることが多い。

❸第Ⅲ相試験

　第Ⅲ相試験では患者における治療効果の検証を主要な目的とする。対照薬またはプラセボを用いた二重盲検比較試験法が用いられる。また、第Ⅲ相試験では用量―反応関係をさらに探索する試験や、より幅広い対象患者に対する当該薬物の使用や他薬との併用などを検討する試験を実施することがある。さらに、慢性疾患に対する薬物では、安全性を確認する目的で長期投与試験が行われる。

❹第Ⅳ相試験

　医薬品については承認後でもその有効性および安全性を確認するために市販後調査（post marketing surveillance；PMS）が義務づけられている。これは副作用報告制度、再審査制度、再評価制度より成り立っている。再審査制度では、承認後一定期間（通常6年）における使用成績調査を実施し、さらに有効性や安全性などの確認のための臨床試験を行う。近年、再審査のための提出資料として臨床試験成績に加え、安全性定期報告の概要が求められるようになった。

（藤村昭夫）

和文索引

あ
アデニル酸シクラーゼ……………19
アミノ配糖体………………………83
　──系抗菌薬……………………89
アレルギー疾患…………………100
悪性症候群…………………………50
安全域…………………………………5
安全性研究………………………185

い
イオン化率…………………………61
インフォームド・コンセント……182
医薬品…………………………………1
　──の安全性試験に関する基準
　………………………………183
　──の市販後調査の基準……184
　──の臨床試験の実施に関する基準
　………………………………183
　──の臨床試験の実施に関する基準
　………………………………184
胃洗浄……………………………144
胃内容排出速度……………………27
胃内容排泄速度……………………62

う
うつ…………………………………99

お
オーファンドラッグ……………184
嘔吐………………………………101

か
カーバメート……………………151
核黄疸……………………………109
活性化部分トロンボプラスチン時間
　…………………………………72
活性代謝物…………………………36
間質性肺炎…………………………51
感冒………………………………100

き
気管支喘息………………………100
偽膜性腸炎…………………………52
拮抗薬………………………10, 12, 145
吸収…………………………………25
急性ジストニア……………………50

急性尿細管壊死……………………56
競合的拮抗……………………12, 15
禁断症状………………………………3
筋肉内・皮下投与…………………31

く
クリアランス………………76, 105
グアニル酸シクラーゼ……………22
グリコペプチド系抗菌薬…………83
グリシン受容体……………………16
グルクロン酸抱合………………114
薬の透析性　134

け
経皮吸収……………………………32
　──製剤…………………………32
血液浄化…………………………144
血液透析……………………………83
血液脳関門…………………………35
血清分離剤…………………………85
血中薬物動態……………………113
血中薬物濃度－時間曲線下面積……29
結合型………………………………63

こ
固有活性……………………………13
甲状腺機能異常……………………99
向精神薬…………………………147
抗凝固薬…………………………101
抗てんかん薬………………………87
抗不整脈薬…………………………90
効力……………………………………5
降圧薬………………………………97
高血圧………………………………97
膠原病……………………………100

さ
サリドマイド………………93, 102
作用薬……………………………9, 12
細菌感染症………………………100
細胞膜受容体………………………15
最高血中薬物濃度…………………28
　──到達時間……………………28
最小中毒発現濃度…………………74
催眠薬……………………………147

索引

し

シクロスポリン……………………91
ジギタリス………………………88
ジクワット………………………149
ジゴキシン…………………88，131
ジュネーブ宣言…………………178
シングルコンパートメントモデル
　　　　　　　　　　…………108
市販後調査………………………187
糸球体濾過率………………107，125
施設内治験審査委員会…………182
嗜癖…………………………………3
脂溶性…………………………27，33
持続静脈内投与……………………25
遮断薬……………………………10
主作用………………………………2
受動拡散…………………………26
受容体………………………………11
瞬時静脈内投与……………………25
初回通過効果……………………29
除去速度定数……………………77
除去半減期………………………105
除脂肪体重………………………113
徐放化……………………………30
消炎鎮痛薬………………………148
硝酸ガス…………………………152
情報伝達物質………………………8
静脈内投与………………………25
心房性 Na 利尿ペプチド………22

す

ステロイド精神病………………49
髄液移行性………………………35

せ

セリンプロテアーゼ……………22
生活改善薬…………………………2
生体内利用率…………………29，76
製剤学的研究……………………184
咳…………………………………100

そ

ソリブジン………………………60

た

タキフィラキシー…………………3
タクロリムス……………………91
代謝…………………………………25
　　──阻害…………………………65

──誘導……………………………67
体内総水分………………………113
体内動態学理論…………………71
第Ⅰ相試験………………………185
第Ⅰ相反応………………………36
第Ⅱ相試験………………………186
第Ⅱ相反応………………………36
第Ⅲ相試験………………………187
第Ⅳ相試験………………………187
胆汁排泄…………………………43
蛋白結合…………………………33

ち

チトクロム P450…………………36
チトクロム P‐450………………114
チロシンキナーゼ………………22
治験薬 GMP……………………183
　　──の製造管理および品質管理
　　基準および治験薬の製造施設
　　の構造設備基準……………183
治療域……………………………74
治療係数……………………………5
治療必要数………………………170
治療薬物モニタリング…………71
中毒………………………………139
　　──性表皮壊死症……………48
腸肝循環…………………………39
直腸内投与………………………31

て

てんかん…………………………99
テイコプラニン…………………90
テオフィリン……………………87
定常状態…………………………26，79

と

トラフ・モニタリング…………83
糖尿病……………………………98

に

ニコチン受容体…………………16

の

ノンコンプライアンス…………109

は

パラコート………………………149
バンコマイシン………………89，133
排泄………………………………25

190

ひ

ビタミン A……………………101
ビリルビン脳症…………………109
皮膚粘膜眼症候群………………48
非イオン型薬物…………………61
非結合型…………………………63
非ステロイド性抗炎症薬………101

ふ

プロドラッグ……………………36
不安………………………………99
部分的拮抗薬……………………12
部分的作用薬……………………12
服薬コンプライアンスのチェック…74
副作用……………………………2
複合体……………………………62
分布………………………………25
　──容積…………………32, 76

へ

ヘルシンキ宣言…………………178
ベイジアン法……………………92
ベンゾジアゼピン受容体………12
便秘………………………………101

ほ

補充療法…………………………9
抱合反応…………………………114

や

薬剤耐性…………………………3
薬疹………………………………47
薬物依存…………………………3

や

薬物受容体………………………12
薬物性ショック…………………45
薬物代謝酵素チトクローム P450…63
薬物動態…………………95, 141
　──学的相互作用………………60
　──学的モニタリング…………71
　──研究…………………………185
薬理研究…………………………185
薬力学的相互作用………………60
薬力学的モニタリング…………71

ゆ

有害反応…………………2, 45
有機アニオン輸送体……………41
有機陰イオン輸送系……………69
有機カチオン輸送体……………41
有機陽イオン輸送系……………69
遊離型……………………………114
　──分画…………………………34

よ

用量反応関係……………………13
用量反応曲線……………………4

ら

ランダム化比較試験……………167

り

リチウム…………………………90
臨界期……………………………96

ろ

ローディングドーズ……………109

欧文索引

0 次の吸収過程…………………32
1 分画モデル……………………76
2 コンパートメントモデル……108
2 分画モデル……………………81
5-FU……………………………60
5-フルオロウラシル系抗がん薬…60
50%Effective dose……………5
50%致死量………………………5
50%有効量………………………5
α 1 酸性糖蛋白……………113, 124

A

adolescence……………………103
agonist………………………9, 12
ANP………………………………22
antagonist…………………10, 12
APTT……………………………72
area under the blood drug concentration-time curve……29
ATN………………………………56
AUC………………………………29

B

Bayesian method ･････････････････････92
BBB ･････････････････････････････････35
bioavailability ･･････････････････････76
blocker ･･････････････････････････････10
blood-brain barrier ･････････････････35
bolus intravenous injection ････････25

C

cAMP ････････････････････････････････19
Capacity-limited type ･･････････････136
CAST 研究 ･････････････････････････158
Ca チャネル ････････････････････････7
CL ･･･････････････････････････････････76
clearance ････････････････････････････76
Clinical Evidence ･･････････････161, 163
Cmax ････････････････････････････････28
Cockcroft の式 ････････････････････125
competitive antagonism ･････････････12
continuous intravenous infusion ･････25
Cox-2阻害薬 ･･････････････････････52
CYP ･････････････････････････････････36
CYP2C19 ･･････････････････････････････38
CYP2D6 ･･･････････････････････････････38
CYP3A ･･･････････････････････････････67
CYP3A4 ･･････････････････････････････36

D

Detteli のノモグラム ･･････････････128
drug receptor ･････････････････････････12

E

early childhood ･････････････････････103
ED_{50} ･････････････････････････････････････5
efficacy ･･････････････････････････････････5
elimination rate constant ････････････77
EM ･･････････････････････････････････38
extensive metabolizer ････････････････38

F

F ････････････････････････････････････76
first-pass effect ･･･････････････････････29
Flow-limited type ･･････････････････136

G

$GABA_A$ 受容体 ･･････････････････････16
gastric emptying rate ･････････････････27
GCP ･･･････････････････････････183, 184
GER ･･･････････････････････････････････27

Giusti-Hayton の式 ････････････････126
GLP ････････････････････････････････183
Good Clinical Practice ･･･････････････183
GPMSP ････････････････････････････184
gray baby syndrome ･････････････････109
gray toddler syndrome ･･･････････････109
G 蛋白質 ･･････････････････････････18

I

IC ･･････････････････････････････････182
ICH ････････････････････････････････184
infant ･･････････････････････････････103
intention to treat (ITT)解析 ･･･････168
IRB ････････････････････････････････182

K

Ke ･･･････････････････････････････････77
K チャネル ･････････････････････････7

M

Michaelis-Menten の式 ･･･････････････13
middle childhood ･･････････････････103
minimum toxic concentration ･･･････74

N

Na^+ チャネル ･･･････････････････････16
Na チャネル ･････････････････････････7
newborn ･･･････････････････････････103
NOx ････････････････････････････････152

O

OAT ････････････････････････････････41
competitive antagonism ･････････････12
OCT ････････････････････････････････41
one-compartment model ････････････76
oral bioavailability ･･･････････････････29
organic anion transporter ･････････････41
organic cation transporter ････････････41

P

P-糖蛋白質 ･･････････････････････35, 68
partial agonist ･････････････････････････12
partial antagonist ･･････････････････････12
PECO ･･････････････････････････････157
pharmacodynamic drug monitoring
　････････････････････････････････････71
pharmacokinetics ･･････････････････････71
PM ･･････････････････････････････････38
polulation pharmacokinetics ･･･････128
poor metabolizer ････････････････････38

potency ··5
primary outcome ······················169

R

randomized controlled trial ········168

S

secondary outcome ···················169
steady state ································79
Stevens-Johnson 症候群··············48

T

TDM ··71

tmax ··28
Total body water ·····················104
Toxic Epidermal Necrosis···········48
two-compartment model ············81

U

Up To Date·······························161

V

Vd ···································33, 76
volume of distribution ·········32, 76

研修医に役立つ臨床薬理の実際
ISBN4-8159-1656-X C3047

平成15年1月30日　第1版発行

編　集	———	藤　村　昭　夫
		今　井　　　正
発行者	———	松　浦　三　男
印刷所	———	服　部　印　刷 株式会社
発行所	———	株式会社 永 井 書 店

〒553-0003　大阪市福島区福島8丁目21番15号
　　　　　TEL(06)6452-1881(代表)／FAX(06)6452-1882
東京店
〒101-0062　東京都千代田区神田駿河台2-4
　　　　　TEL(03)3291-9717(代表)／FAX(03)3291-9710

Printed in Japan　　　©FUJIMURA Akio, IMAI Masashi, 2003

・本書の複製権・翻訳権・上映権・譲渡権・公衆送信権（送信可能化権を含む）は株式会社永井書店が保有します．
・ JCLS <㈱日本著作出版権管理システム委託出版物>
本書の無断複写は著作権法上での例外を除き禁じられています．複写される場合には，その都度事前に㈱日本著作出版権管理システム（電話03-3817-5670，FAX 03-3815-8199）の許諾を得て下さい．